오케이
OK! Varicose Vein
하지정맥류

시인이자 의사 채명석의 의학공감

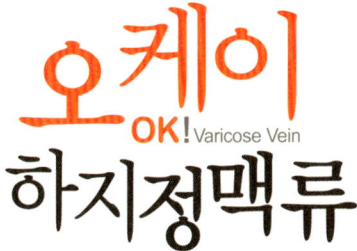

오케이 하지정맥류
OK! Varicose Vein

어느 수술 환자의 편지

원장님 전상서

지난 3월 25일 (목요일) 하지정맥류 수술받은 ○○○입니다.

본인은 건설현장에서 일하면서 일급급여로 하루하루의 생활비를 충당해가며 항상 빈곤의 궁핍으로 근근히 삶을 유지하면서 하루살이의 생활을 하고있는 사람이었습니다.

먹고 싶은것, 입고싶은것 참아가며 가족까지 책임을 져야만하는 가장으로서 험난한 인생살이의 연속이었습니다.

건설현장에서 힘든일을 한 탓인지 40대 초반 되면서부터, ~ 양쪽 종아리부분의 힘줄이 돌출 되는 증상을 보고 이게 웬일인양?...~

오늘날까지 살아오면서 힘줄이 울퉁불퉁 돌출되는 증상이 점차 심각되어 가면서 대퇴부, 종아리 부분에 경련이 가끔씩 일어나는 현상을 느꼈습니다. 일반인들로부터 어렴풋이 들어본 이야기를 정리하면 하지정맥은 수술을해도 재발가능성이 많다는 이야기를 종종 귀담아 들어본적이 있어서 많이 망설였습니다. 경제적인 사정도 여의치 않은데다 이런얘기까지 들으니 한숨만 쉬고 한탄도 많이하고 서글픈 눈물도 남몰래 많이흘렸습니다.

하지만, 점점더 대퇴부, 종아리 부분에 경련도

발생하고 통증도 악화되는 것을 직감하고
이래서는 안되겠다는 일념으로 원장님을
찾아 뵙게 되었습니다.
원장님과 부지 정맥류 진료상담과 함께
본인에대한 경제적인 여건과 수술하면 재발하지
않는다는 희망의 목소리를 본인에게 안겨주면서
오직, 열성과 의망으로 "간정수술"의 배려와
베푸심, 정성스럽게 간호해주신 간호사님들의
덕택으로 이렇게 상쾌한 수술을 마쳐주셔서,...
본인이 어떻게 원장님과 간호사님들께 보의를
보답해야 할지?..... 모르겠습니다.
정말 감사합니다......
그리고 진료실에 슬로건처럼 벽에 걸어놓은
"여기에 들어오는 모든이에게
            건강과 평화를"......
이러한 글귀가 원장님을 비롯한 간호사님들의
정성으로 담겨진 순수함에
깊은 감명을 받았습니다.......

오늘도 OK의원 원장님과 함께 종사하시는
모든 분들의 건강과 발전을 기원드리며,....
열렬히 응원합니다.
20○○年 ○月 10日 . . . . . ○○○드림
평생동안 원장님, 간호사님 은혜를 잊지
못할것 같습니다...... 감사합니다....

여는 시

하지정맥류

이영혜

엄마의 다리에는 언제부턴가
그녀가 걸어온 길이 검푸르게 돋아 올랐다

나는 젊음을 빨아먹은
시간의 거머리들이 이제 그녀를
떠나려 한다고 생각했다
더 이상 경작할 수 없는
칠순의 폐답(廢畓)
더 이상 위로 펌프질 할 수 없는 물길은
메말라 곧 바닥을 드러낼 것이므로

가늘어진 팔과 다리 창백한 살빛 아래
드러난 엄마의 고지도(古地圖)를 읽는다
저 길을 밟아 밥을 빌어 오고
수십 번 이삿짐을 옮겼을 것이다
저 길에서 나의 길도 갈라져 나왔을 것이다
이제 길은 옹이처럼 툭툭 불거지고
점점 좁아지며 막다른 골목으로 들어서고 있다

아마도 앙상한 저 생의 무늬는
내가 다 갉아먹고 버린
낙엽의 잎맥일지도 모른다
파삭파삭 금세라도 부서져 내릴 듯한
엄마의 길을 따라가며
나는 잠시 내 발길을 되돌려 보는 것인데

어느새 내가 밟아온 길들이
내 팔뚝과 정강이에도 퍼렇게
거미줄처럼 인화되고 있다

(2007 1분기 문예지 우수작품 선정작)

이영혜 시인
서울대 치과대학 및 동대학원 졸업. 치의학 박사.
≪서울문학≫으로 등단.

목차

어느 수술 환자의 편지
원장님 전상서 4

여는 시
하지정맥류-이영혜 6

책머리에 13
증보판을 내면서 15
1만 5천례 증보판을 내면서 17

제1부 하지정맥류 2만 7천례 수술의 기록 21

제2부 하지정맥류 궁금해요 49

제3부 하지정맥류란?
1. 하지정맥류란? 58
2. 하지정맥류의 원인 65
3. 정맥류을 발생시키는 위험요인 67
4. 정맥류의 형태와 종류 68
5. 외측피하 정맥류 70
6. 진단 및 검사 71

7. 증상과 합병증 73

8. 치료방법 77

9. 보존적 치료-압박요법 77

10. 보존적 치료-혈관경화요법 80

11. 수술적 치료-CRYOSURGERY 시술 83

12. 수술적 치료-DIODE LASER 시술 86

13. 하지정맥류 베나실 치료의 장단점 88

14. 하지정맥류 복합치료란? 92

15. 수술 전 후 96

16. 치료 절차와 유의사항 97

17. 하지정맥류 예방법 98

제4부 시와 함께하는 여백

겨울에 쓰는 편지 104

밥 105

자전거가 눕다 106

익상편(翼狀片) 107

저승꽃 108

밤, 몰운대에서 109

밤나무, 그늘 아래 110

당신나무에 깃든 생각 111

숲 112

목욕 113

강대나무 아래 114

틀니의 저녁 115

하루가 간다 116

골다공증 117

자반고등어 118

등대 119

신발 120

사흘 121

제5부 증례로 보는 하지정맥류

증례1 다리에 피부염이 생겼어요 124

증례2 피부과에 다녀도 낫지를 않아요 126

증례3 다리에 색깔이 변했어요 128

증례4 밤에 쥐가 나요 130

증례5 다리가 아파요 132

증례6 다리에 힘줄이 튀어나왔어요 134

증례7 장딴지가 아파요 136

증례8 다리에 쥐가 나요 138

증례9 다리에 힘줄이 점점 튀어나와요 140

증례10 다리가 붓고 아파요 142

증례11 다리에 핏줄이 점점 튀어나와요 144

증례12 오래 서 있으면 다리가 아파요 146

증례13 다리가 아파요 148

증례14 다리가 부어요 150

증례15 서 있으면 다리가 아파요 152

증례16 힘줄이 튀어나와요 154

증례17 핏줄이 점점 튀어나오고 부어요 156

증례18 다리가 아파요 158

증례19 다리가 부어요 160

증례20 장딴지에 힘줄이 튀어나와요 162

제6부 수필과 함께하는 여백

겨울나무 168

꼽추물고기 173

버려진 침대처럼 177

인연 180

그의 귀향 184

천형 188

제7부 증례로 보는 하지정맥류

증례21 서 있으면 핏줄이 튀어나와요 194

증례22 발목이 부어요 196

증례23 힘줄이 커지고 아파요 198

증례24 다리가 아파요 200

증례25 서 있으면 다리가 아파요 202

증례26 힘줄이 튀어나와요 204

증례27 오래 서 있지를 못해요 206

증례28 힘줄이 점점 튀어나와요 208

증례29 양측 장딴지가 너무 아파요 210

증례30 다리가 아프고 혈관이 튀어나와요 212
증례31 힘줄이 튀어나와요 214
증례32 다리에 잔핏줄이 너무 많아요 216
증례33 양측 다리에 힘줄이 튀어나와요 218
증례34 힘줄이 점점 더 튀어나와요 220
증례35 양측다리가 너무 아파요 222
증례36 장딴지에 쥐가 나요 224
증례37 힘줄이 튀어나와요 226
증례38 핏줄이 점점 튀어나와요 228
증례39 핏줄이 점점 굵어져요 230
증례40 무릎에 힘줄이 튀어나와요 232

제8부 기타 정맥류질환

1. 상지정맥류 236
2. 하지불안증후군 240
3. 하지부종 247

참고문헌 252

책머리에

　이 책은 환자들이 보다 쉽게 하지정맥류를 이해할 수 있도록 엮었습니다. 저는 이곳 오케이 오병원 하지정맥류 클리닉에서 2007년 10월부터 2012년 4월까지 약 5년 동안 5,000례의 하지정맥류를 치료했습니다. 환자를 진료해 오면서 겪은 경험을 모아 환자들이 보다 쉽게 '하지정맥류'를 이해할 수 있도록 본원에서 실시된 진찰기록과 수술기록을 중심으로 만들어 보았습니다.

　하지정맥류란 하지정맥의 일방판막의 기능 장애로 인한 혈액의 역류를 포함한 어떤 원인으로든 하지의 표재정맥이 비정상적으로 부풀고 꼬불꼬불해져 있는 상태를 말하며 대부분의 환자들이 "힘줄이 튀어나왔다"라고 표현하게 됩니다. 초기에는 외관상의 미용적인 문제 외에 별다른 불편감을 나타내지는 않지만 점차 진행하게 되면 여러 가지 합병증들을 유발할 수 있습니다. 보고에 따라서 차이가 있지만 북미와 유럽에서 시행된 연구들에 의하면 전체 인구의 2% 정도에서, 성인에서는 30%부터 많게는 60%까지 하지정맥류를 지니고 있는 것으로 보고하고 있습니다.

　일반적으로는 나이가 많을수록, 남자보다는 여자에서 많이 발생하고 특히 출산력이 많을수록, 체중이 많이 나갈수록 하지정맥류의 발생 빈도가 높지만 오래 서 있는 직업과 하지정맥류 발생 빈도 사이에는 여러 상반된 결과들이 보고되고 있습니다. 미국에서 성별과 연령에 따른 하지정맥류의 발생 빈도는 여자에서는 20~29세에서 8%, 50~59세 41%, 70~79세 72%, 남자에서는 20~29세에서 1%, 50~59세 24%, 70~79세 43%로 보고하였으나 불행하게도 우리나라의 경우에는 아직 정확한 보고가 없는 상태입니다.

　위에 설명한 하지정맥류는 말초혈관에 생기는 가장 일반적인 질환입니다. 2000년

대 들어서면서 가장 급격히 늘어난 수술 중 하나가 하지정맥류입니다. 정맥류 수술은 계속적으로 발전하고 있습니다. 10년 전에 비하여 수술의 흐름은 점차 저 침습적으로 진행되고 있습니다. 저도 전통적인 내번식 스트립핑 수술법을 시작으로 laser를 이용한 EVLT를 거쳐 최근에는 주로 냉동수술기(cryosurgery)를 이용한 수술법을 실시하고 있습니다. 모든 수술법에는 장단점이 있습니다. 앞으로도 발전할 것이라 생각합니다. 이 책을 엮으면서 저의 부족한 점을 더 많이 볼 수 있는 계기가 되었습니다. 지금까지 저에게 하지정맥류로 치료 받으신 모든 환우들에게 이 책으로 부족했던 부분을 대신하고자 합니다.

이 책이 나오기까지 하지정맥류 진찰을 같이 했던 외래 명경미 간호사와 수술실 정형연 외과부장님을 비롯한 모든 팀원들에게 감사드립니다. 또한 이 책의 표지와 디자인을 해주신 최현옥 관리이사님께도 감사드립니다.

저에게 건강하고 즐겁게 수술할 수 있도록 해 주신 저의 가족과 저의 병원 모든 식구들에게도 감사드립니다.

부족한 부분이 많은 이 책의 출판을 위해 애쓰신 출판사에도 감사드립니다.

2013년 1월 눈 덮인 밀양 산자락에서

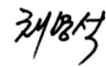

■ 증보판을 내면서

하지정맥류 1만례 수술 달성 이후 다시 증보판을 준비하고 있는 지금 창밖으로 때 아닌 겨울비가 내리고 그 사이로 우산을 들고 걸어가는 사람들을 쳐다봅니다.

창밖에 잎이 다 진 은행나무가 빗줄기 내리는 고요 속에서 앙상한 가지를 매만지며 봄을 준비하고 있는 것이 보입니다. 저도 지난 걸어온 길을 뒤돌아보다 비에 젖어가듯 시간이 참 빨리도 간다는 생각을 하게 됩니다. 하지정맥류 수술 5천례 달성 기념으로 "힐링 하지정맥류" 라는 책을 내면서 머리글을 썼던 기억이 납니다. 2013년에 하지정맥류 책을 출판하였으니 하지정맥류 수술 1만례 이상을 달성하고 난 뒤 증보판을 준비하는 오늘로 3년이라는 시간이 흘렀습니다.

지금 돌이켜 생각해보면 그 시간 동안에 만났던 많은 분들이 생각이 납니다.

남해에서 부산까지 저를 찾아서 먼 길을 힘들게 찾아 오셨던 일흔이 넘었지만 웃는 모습이 한없이 인자하시던 할머니, 일을 하다 하지정맥류가 심해져 발목 근처에 궤양이 생겨 다른 병원을 떠돌다가 소개받아 우리 병원으로 와서 한 달 넘게 치료 받고 좋아져서 웃으며 감사하다고 몇 번을 인사하고 갔던 우크라이나 근로자, 러시아에서 십년 전 하지정맥류 수술을 받았지만 다시 재발되어 찾아와 재수술 받고 좋아하던 러시아에 살던 한인 3세 아주머니, 한국에 일하러 왔다가 마치고 돌아가면서 하지정맥류 수술을 받고 1주 후면 고향으로 돌아간다고 좋아하던 베트남 청년, 40년 넘게 이발소를 운영하시고 이제는 살만해서 수술 받으러 왔다던 춤 선생으로 유명하다던 멋쟁이 할아버지, 군대에서 훈련 받다 심해져서 수술 받으러 왔다며 수술하고 2주간을 입원하게 해달라며 훈련 끝나고 복귀하고 싶다고 부탁하던 이등병 군인, 수술실 간호사들이 다 반한 몸짱 수영강사, 최고령 80세의 할아버지, 돌아가시기 전에 다리라도 깨끗하게 치료해서 보내드리고 싶어 수술 받으러 왔다고 말씀하시던 할머니, 이런 많은 환자분들과 이야기를 나누면서 그 사연들을 수술로서 치유해온 시간들이였던 것 같습니다.

얼마 전 박재영씨가 쓴 『개념의료 왜 병원에만 가면 화가 날까』라는 책을 읽었습니다. 그때 그분의 머리글에서 보았던 글이 생각납니다.

병원에만 가면 화가 난다. 불친절한 의사 때문에, 비싼 병원비 때문에, 오랜 대기시간 때문에, 이뤄지는 검사 때문에, 통증 때문에, 불편한 주차 때문에, 맛없는 병원 식사 때문에 화가 난다. 몸이 아픈 것만으로도 서러운데, 병원에서 기분이 더욱 나빠진다. 무슨 수가 없을까? (…) 그런데 의사들도 병원에만 가면 화가 난단다. 정부는 의사들을 범죄자 취급하고, 환자들은 의사를 장사꾼으로 본다며, 억울함을 토로한다. 우리, 국민들이 생각하는 것 만큼 그렇게 나쁜 사람들 아니라고, 그저 열심히 환자만 보는 우리가 왜 이토록 욕을 먹어야 하는지 모르겠다고 한탄한다. 의사들은 도대체 뭐가 억울하다는 걸까?

이 글을 보면서 많은 생각이 들었습니다.
현재의 의료 환경과 우리 병원들이 겪고 있는 많은 일들을 생각해보면 그래도 저는 운이 좋고 행복한 사람이라는 생각이 들었습니다. 하지정맥류라는 한 가지 수술을 5천례나 하고 몇 해 지나지 않아 1만례 수술을 할 수 있었으며 지금도 매일 수술을 할 수 있다는 사실 하나 만으로도 축복받은 것이며 감사할 일이라는 생각을 합니다.
수술이라는 것이 혼자만의 힘으로 되는 것은 아닙니다. 마취하는 사람, 수술기구를 준비하는 사람, 수술 전 후 관리하는 사람, 이 모든 일련의 과정들에서 병원에 근무하는 모든 직원 분들의 도움이 있었기에 가능했던 일이라고 생각이 됩니다. 제 주위의 모든 분들에게 이 지면을 빌려 다시 한 번 감사드리며 저에게 수술 받은 모든 하지정맥류 환우들에게 이 책을 바칩니다.
마지막으로 부족한 것이 많은 이 책을 출판해주시기 위해 애쓰신 출판사에도 감사드립니다.

2016년 2월 채명석

1만 5천례 증보판을 내면서

하지정맥류 클리닉을 개원하고 10년 남짓 동안 하지정맥류 수술을 1만 5천례 이상 달성하고 이를 기념하여 또 다시 증보판을 내게 되었습니다.
그러면서 참 많은 생각을 하게 됩니다.

불과 10여년 전 처음 하지정맥류 수술을 시작했을 당시와 비교해 보면 수술방법과 수술장비는 발전에 발전을 거듭해 온 것을 알 수 있습니다.
처음 하나하나 정맥류를 찾아서 제거해주는 정맥류발거술을 시작하여 다이오드 레이져를 이용한 수술법, 냉동수술기(cryosurgery)를 이용한 수술법, 고주파를 이용한 수술법, 최근에 시작된 베나실을 이용한 시술법 등 하지정맥류 수술법은 여러 종류와 시술방법들이 시행 되고 있습니다.

저는 하지정맥류 수술을 하면서 처음에는 어렵지 않은 수술이라고 생각했습니다. 하지만 하면 할수록 어렵고 복잡하다는 생각이 듭니다. 모든 정맥류가 다 다르고 심지어 본인 다리도 좌우가 완전히 다릅니다. 그래서 어떻게 하면 수술 받는 분도 편안하며 흉터가 생기지 않고 재발하지 않는 방법이 무엇일까 항상 고민하고 또 연구를 하였습니다. 하지만 정해진 왕도는 없는 것 같습니다. 제 경험에 비춰보니 수술 전 정확하고 세심하게 검사를 하고 환자분께 맞게 수술법을 정하는 것이 가장 좋은 결과를 낼 수 있었습니다. 한 가지 방법만을 고집하는 것이 아니라 환자 각자의 나이와 상태를 고려하여 수술범위와 수술기구를 선택하는 것이 가장 좋다는 것을 깨달았습니다.

하지정맥류 수술 1만 5천례를 하는 동안 저에게도 많은 발전적인 변화가 있었습니다. 마취방법도 환자분들이 더욱 편안하게 수술 받으실 수 있는 방법이 뭘까 고민하다가 수면유도하 국소마취로 발전하게 되었습니다.

  수술시간도 1시간 이내로 단축함으로서 환자분들의 스트레스를 줄여주어 회복시간도 더 빨라지게 되었습니다.

  물론 지금 하는 방법이 항상 최고라고 생각하지 않습니다. 현재에 항상 최선을 다하고 더 나은 수술방법을 위해 고민하고 연구하며 배우려고 노력합니다.

  이것은 아마 제가 하지정맥류 수술을 하는 그날까지 저게 맡겨진 사명이라 생각하고 최선을 다하려고 합니다.

  처음 수술을 시작할 때 하지정맥류 수술을 얼마나 하게 될까? 내 평생 5천례 정도 할 수 있을까? 하는 생각을 했었던 적이 있습니다. 참 오래전 일인 것 같습니다. 이제 1만 5천례를 하고 나니 이제 남은 시간 동안 얼마나 더 하지정맥류 수술을 집도할 수 있을까 하는 생각을 다시 해봅니다. 저의 나이를 미루어 짐작해보면 앞으로 10년 정도를 수술한다고 생각해본다면 아마 2만 5천례 정도는 달성하게 되지 않겠나 생각됩니다.

  그런 생각을 하니 많은 것에 고맙고 감사하는 마음이 듭니다. 제가 이렇게 할 수 있는 것은 저의 힘만이 아니라고 생각하기 때문입니다. 환자 한 분의 수술을 위해 주위의 모든 사람들의 노력이 들어가는 만큼 주위의 도움 준 모든 사람이 소중하고 고맙게 느껴집니다.

  저는 항상 사람이 제일 소중하다는 생각을 가지고 살아가고 있습니다. 이런 모든 일을 가능하게 하는 것은 다 사람이 중심에 있기 때문입니다.

  1만 5천례를 수술하는 동안 많은 일들이 있었습니다. 병원을 경영하는 CEO로서 힘든 일도 많았고 수술로 인한 예기치 못한 일들로 어려울 때도 있었습니다. 그때마다 주위 사람들의 도움으로 힘을 내고 이겨낼 수 있었습니다. 그래서 증보판을 내면서 또 한번 소회의 글을 적을 수 있는 기회가 저에게 다시 주어진 것에 감사한 마음입니다.

진료를 받으러 오시는 모든 분들을 좋은 인연이라 생각하고 최선을 다 하였습니다. 그래도 아직 부족함은 많으나 앞으로도 겸손한 마음으로 정성을 다해 진료하겠습니다.

1만 5천례 수술을 달성할 수 있도록 항상 함께 수고하며 도와주신 오케이의원 가족 여러분 모두에게 감사 인사를 드리고 싶습니다.

유난히도 추웠던 지난 겨울이었습니다.

책상 위에 놓여있는 작은 화분 하나에서 잎들이 촉촉하게 올라오는 것을 보니 봄이 확연하게 느껴집니다. 나무를 쳐다보다 희망을 봅니다.

이 책을 읽는 모든 이들에게도 앙상한 가지에 돋아나는 잎처럼 환한 기쁨이 함께 하길 빕니다.

2018년 5월 채명석

하지정맥류 2만 7천례 수술의 기록

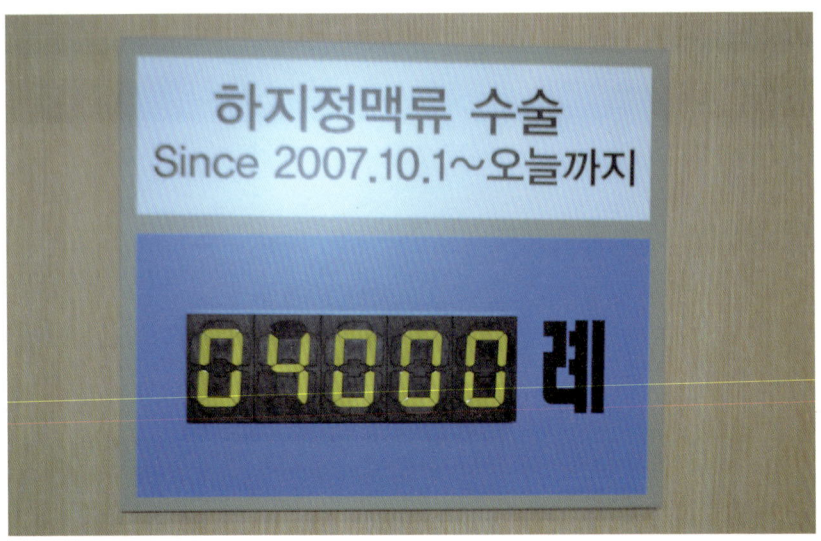

　2007년 10월에 오케이 오병원이 부산 사하구 당리동에서 개원을 하였고 저는 2008년 하반기부터 본격적으로 하지정맥류 질환을 진료하기 시작하였습니다. 일반외과 수술분야에서 수술 방법은 빠르게 변화하였고 그 변화에 맞춰서 새로운 수술방식을 많이 연구해 나갔습니다.

　예전의 하지정맥류 수술은 정맥류가 생긴 혈관을 하나 하나 찾아내서 와이어를 넣어서 결찰하고 빼내는 방식의 수술로 시간도 많이 걸리고 흉터나 합병증도 많았으며 입원기간도 길어지는 등의 문제가 있어서 하지정맥류가 무척 까다롭고 힘든 수술이였습니다.
　지금은 레이저나 냉동수술기 같은 새로운 수술기구와 획기적인 수술방식이 많이 개발되어 환자분들도 입원이 필요없는 경우가 많고 수술 후에 회복도 빠르며 일상생활에도 불편함이 전혀없는 하지정맥류 수술이 되었습니다.

하지정맥류 4,000례 수술 환자분과 함께
꽃다발과 소정의 선물을 드리는 첫 축하 이벤트를 시작하였습니다.

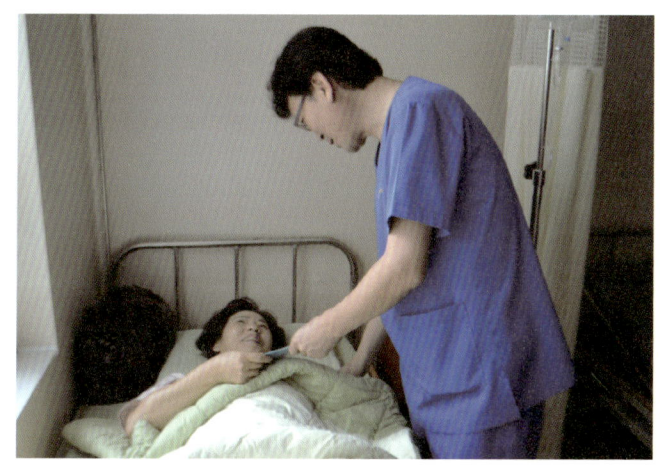

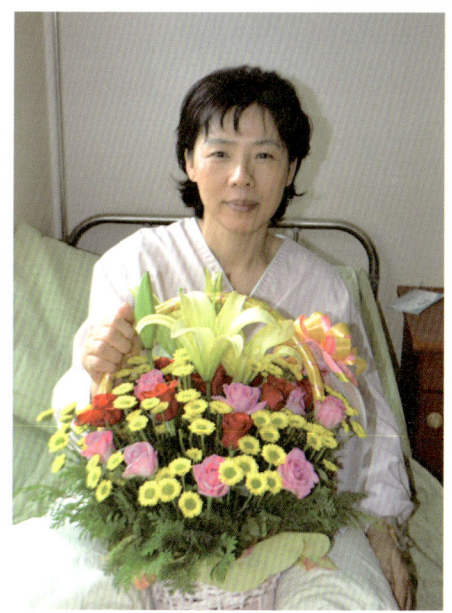

2008년 하반기부터 본격적으로 하지정맥류 수술을 시작하고
2011년 11월에 하지정맥류 수술 4천례를 달성하게 되었습니다.

하지정맥류 수술 5,000례 환자분과 함께
꽃다발과 소정의 선물을 증정해 드리는 축하 이벤트를 가졌습니다.

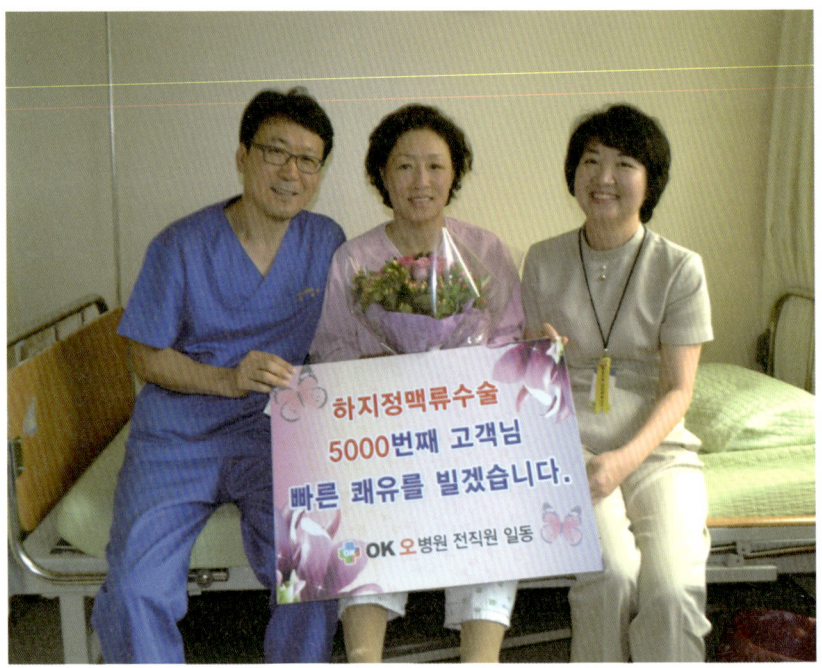

2011년 11월 4천례 수술이후 2012년 7월에
하지정맥류 수술 천례를 더하여 9개월만에
5천례 하지정맥류 수술을 달성하게 되었습니다.

하지정맥류 수술 6,000례 환자분과 함께
꽃다발과 소정의 선물을 증정해 드리는 축하 이벤트를 가졌습니다.

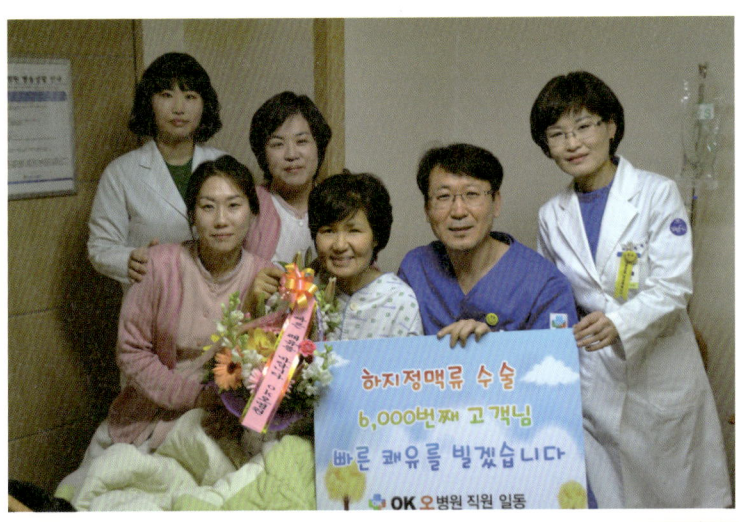

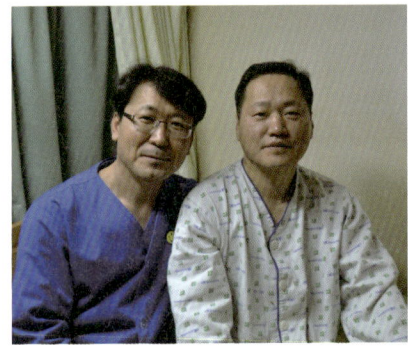

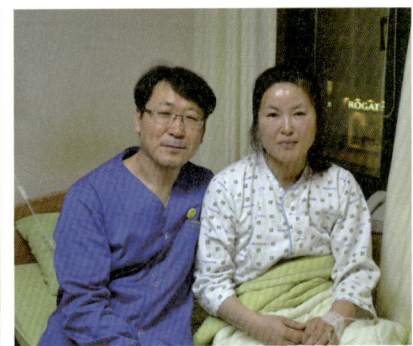

하지정맥류 수술 6천례를 달성한 기간은 2013년 3월이 되었습니다.
5,000번째 수술을 한지 8개월만에 1천례의 수술을 달성하게 되었습니다.
이날은 아쉽게 6,000번째 수술 축하를 받지 못한
6천례 전후 환자분들 두 분에게도
소정의 선물을 전달하였습니다.

하지정맥류 수술 7,000례 환자분과 함께
꽃다발과 소정의 선물을 전달하는 축하 이벤트를 가졌습니다.

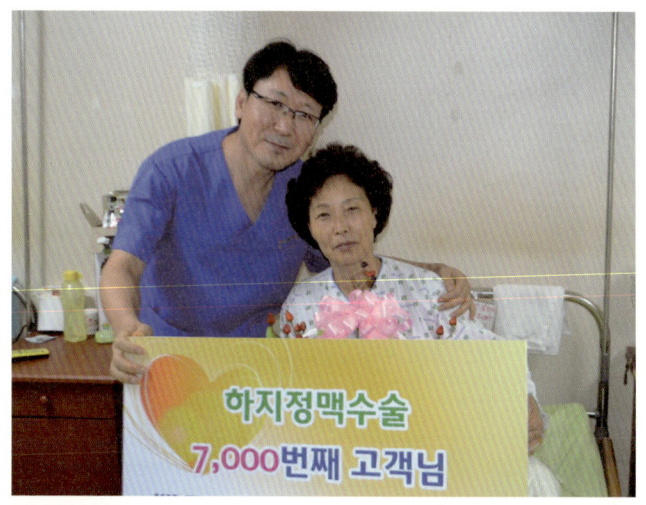

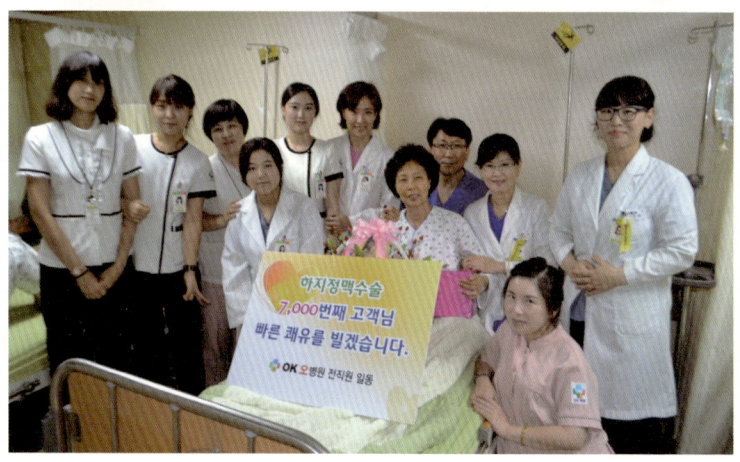

2013년 2월부터 9월까지 1천례의 수술을 더하여 7천례의 수술을
더 단기간인 7개월만에 달성하게 되었습니다.
각 지역에서 많은 분들이 찾아주셔서 이런 기록을
더 빨리 달성할 수 있었던 것 같습니다.
함께 수고해준 많은 직원들과 함께 축하하는 시간을 가졌습니다.

하지정맥류 수술 8,000례 환자분과 함께
꽃다발과 소정의 선물을 전달하는 축하 이벤트를 가졌습니다.

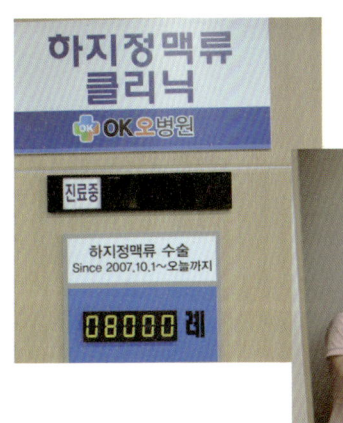

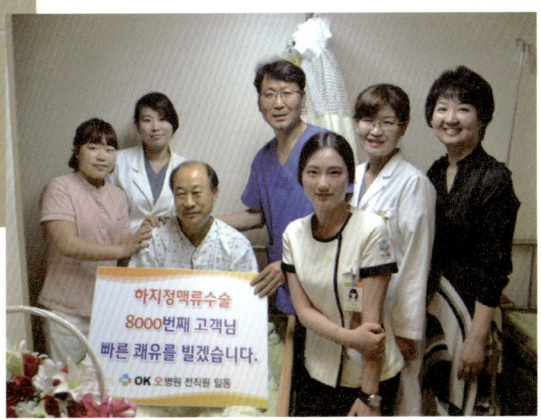

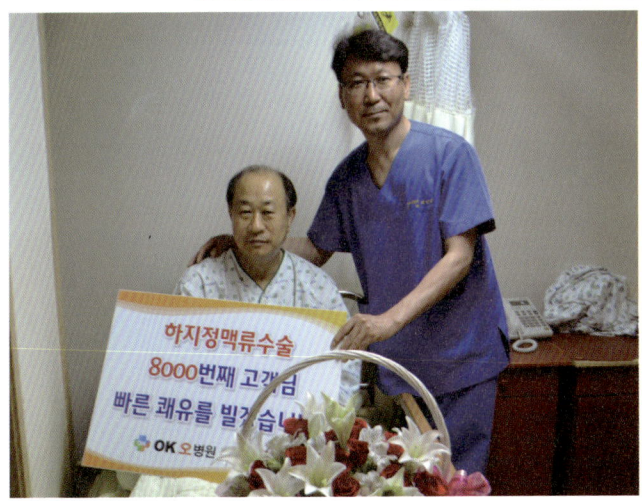

2013년 10월부터 다시 카운트를 시작하여 2014년 5월에
하지정맥류 수술을 8천례를 달성하였습니다.
8개월만에 다시 1천례를 달성하게 되었습니다.

하지정맥류 수술 9,000례 환자분과 함께
꽃다발과 소정의 선물을 전달하는 축하 이벤트를 가졌습니다.

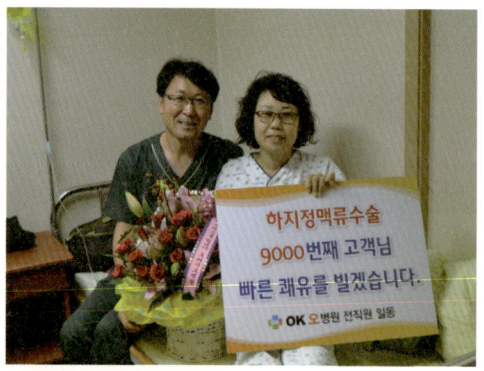

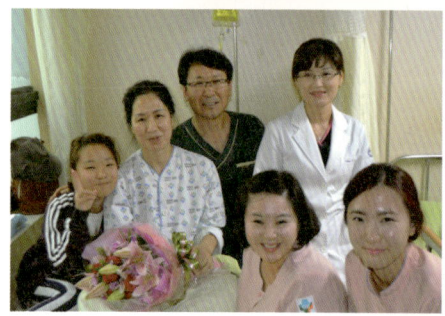

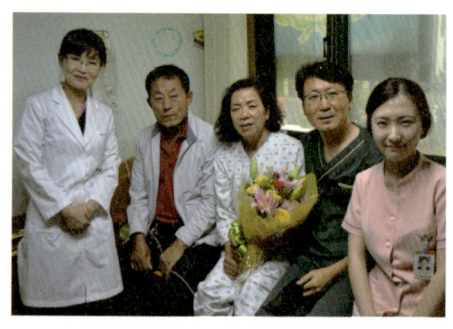

하지정맥류 수술 9,000번째 달성은 2014년 10월에
가장 짧은 5개월 만에 1천례 이상의 수술을 달성하였습니다.
이때는 9천례 전후로 수술을 하신 분도 두 분이 계셔서
함께 축하를 하였습니다.

하지정맥류 수술 10,000례 환자분과 함께
꽃다발과 소정의 선물을 전달하는 축하 이벤트를 가졌습니다.

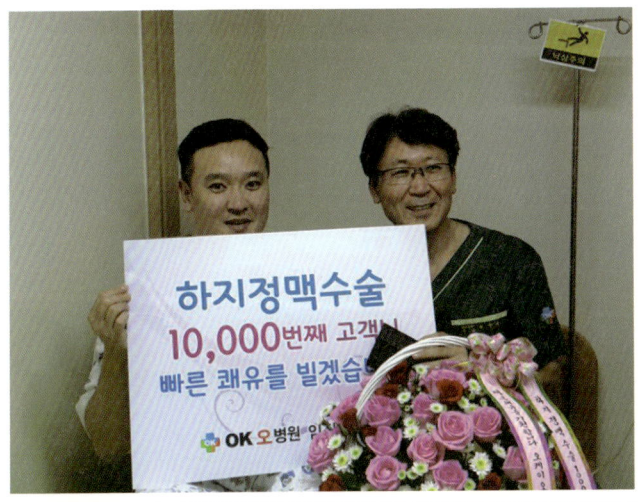

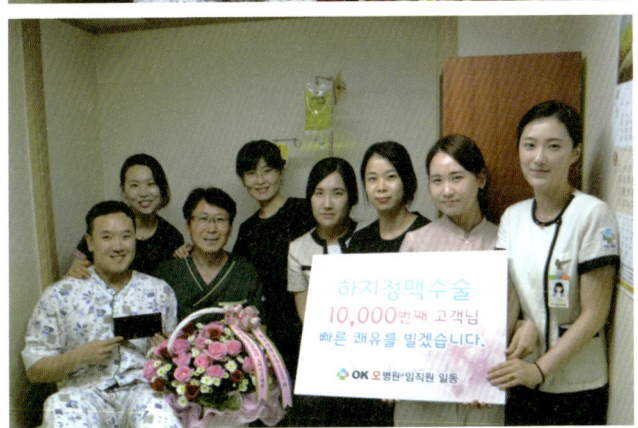

2015년 6월에 드디어 하지정맥류 수술 1만례를 달성하게 되었습니다.
2014년 10월에 9천례를 달성하고 7개월만에 1천례의 수술을
더하였고 드디어 1만례라는 수술 기록을 가지게 되었습니다.
젊은 남자분이 1만례 달성 축하선물을 받게 되었는데
회복이 빨라 흔쾌히 축하이벤트에 임해주셨고
수고한 여러 직원들과 함께 축하하였습니다.

하지정맥류 수술 11,000례 환자분과 함께
꽃다발과 소정의 선물을 전달하는 이벤트를 하였습니다.

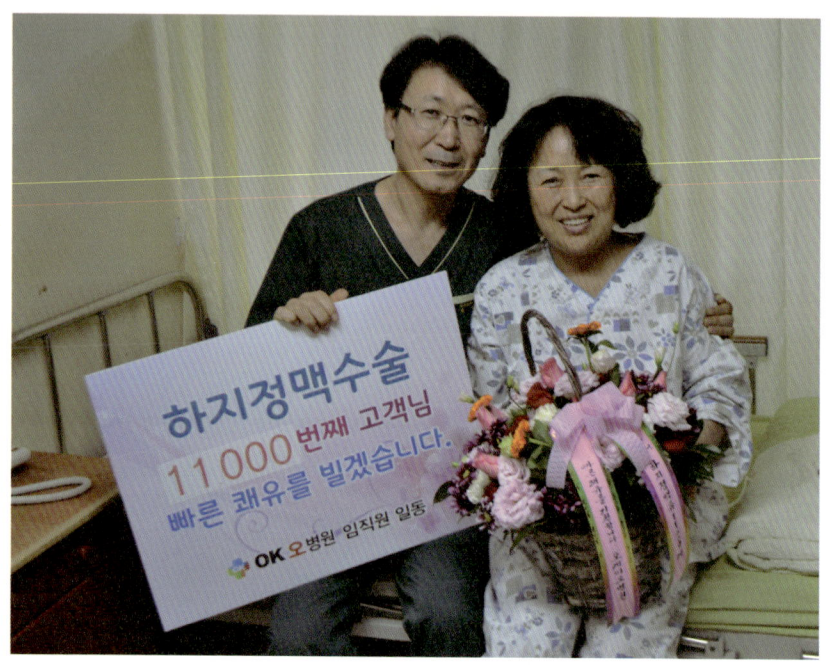

2015년 12월 24일 크리스마스 이브날에
하지정맥류 1만례에 이어 1천례를 더한
1만1천례 수술을 달성하였습니다.
5천례 수술 달성이후로 1천례 수술을 하기까지
평균 7개월 정도에 달성이 되는 것 같습니다.
앞으로도 더 연구하고 노력하는 하지정맥류 클리닉이 되겠습니다.

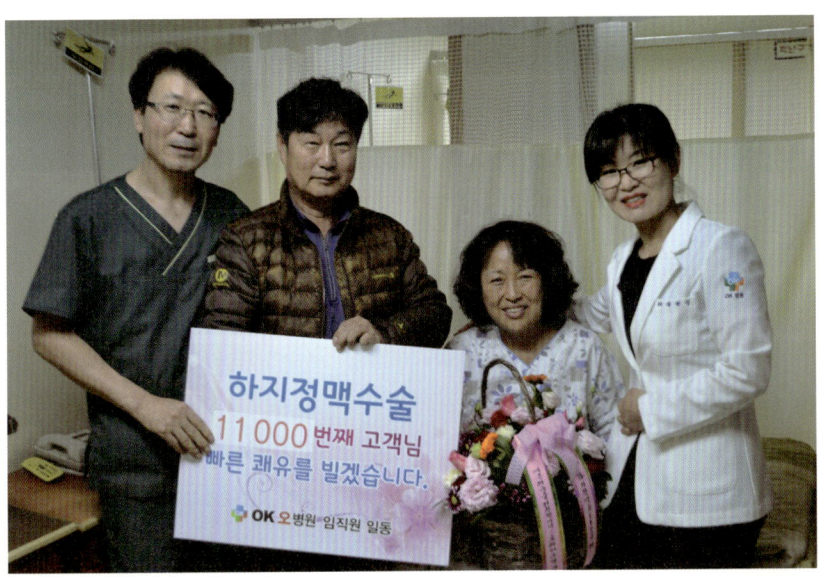

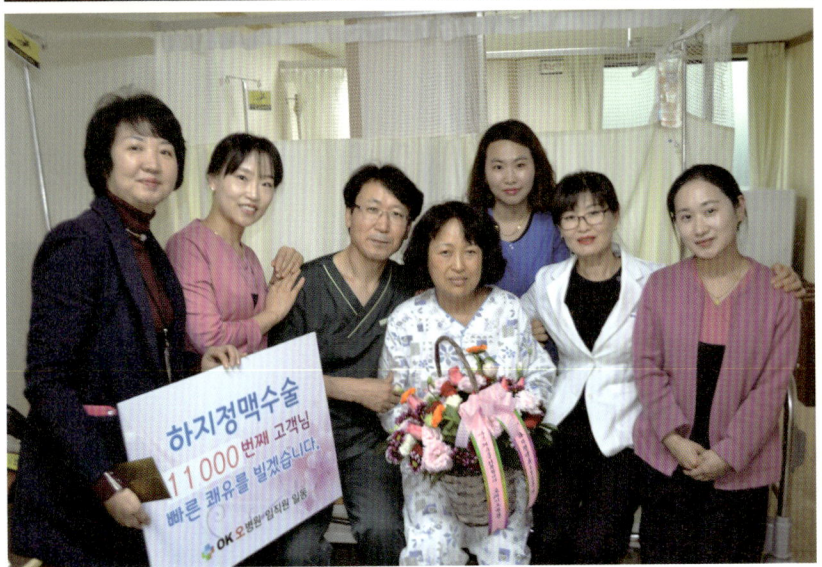

하지정맥류 수술 12,000례 환자분과 함께
꽃다발과 소정의 선물을 전달하는 이벤트를 하였습니다.

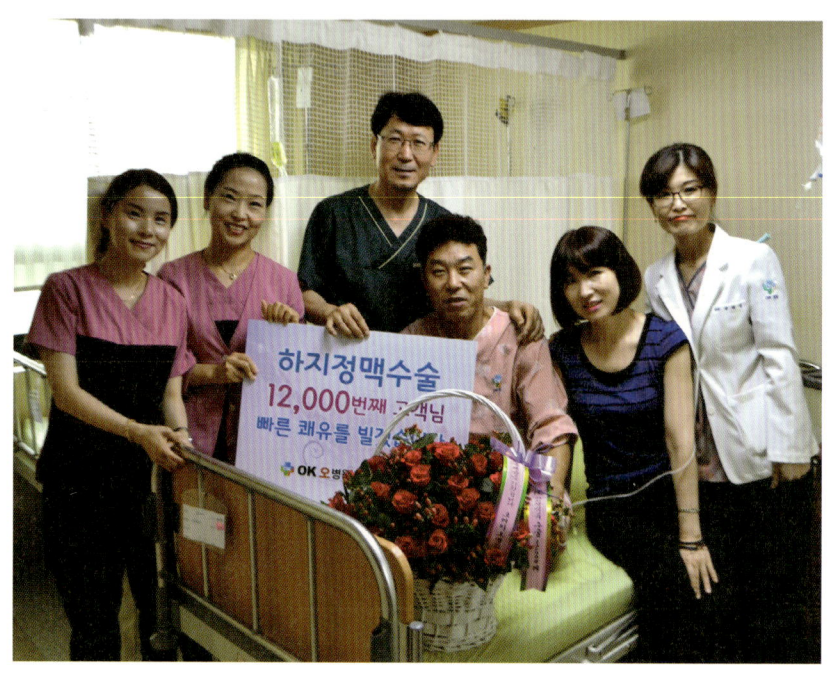

2015년 겨울 크리스마스 이브에 하지정맥류 수술을
1만 1천례 달성한 것에 이어
2016년 8월 1일 7개월 여 만에 천례 수술을 더하게 되어
하지정맥류 수술을
1만 2천례를 돌파하게 되었습니다.
그 주인공 환자분께 축하의 꽃다발과 소정의 선물을
드리고 기쁨을 축하하였습니다.

하지정맥류 수술 13,000례 환자분과 함께
꽃다발과 소정의 선물을 전달하는 이벤트를 하였습니다.

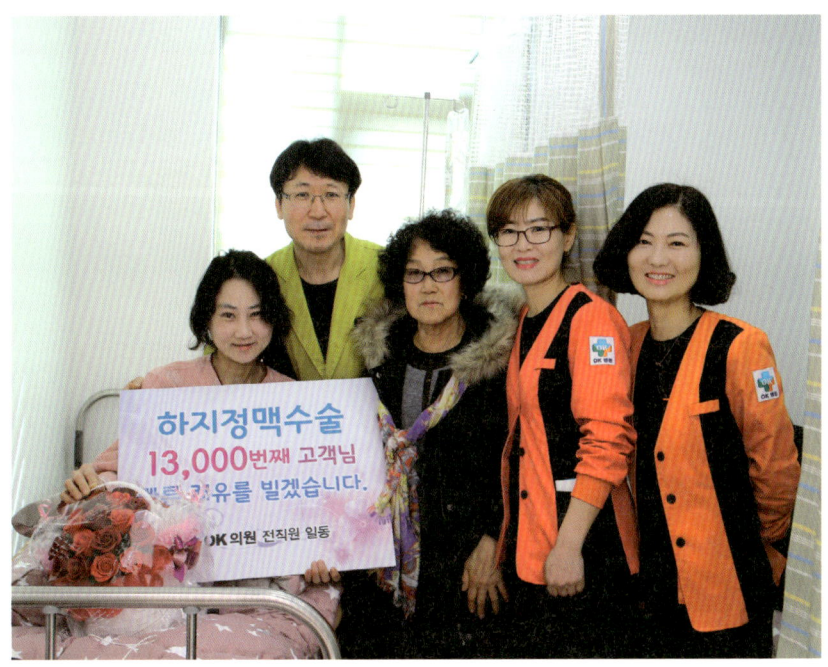

하지정맥류 수술을 1만 2천례를 돌파하여 축하이벤트를 한 것에 이어
7개월만에 다시 1천례 수술을 더하여
하지정맥류 수술 1만 3천례를 달성하였습니다.

2017년 2월 OK의원으로 이전하고 한달 만에
이루어진 것이라 더욱 마음이 기쁩니다.
그래서 1만 3,000번째 하지정맥류 수술 환자 분께
축하의 꽃다발과 소정의 선물을 드리는 이벤트를 열어 함께 축하하였습니다.

하지정맥류 수술 14,000례 환자분과 함께
꽃다발과 소정의 선물을 전달하는 이벤트를 하였습니다.

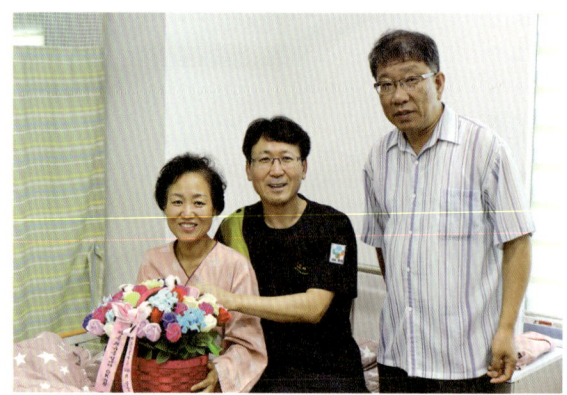

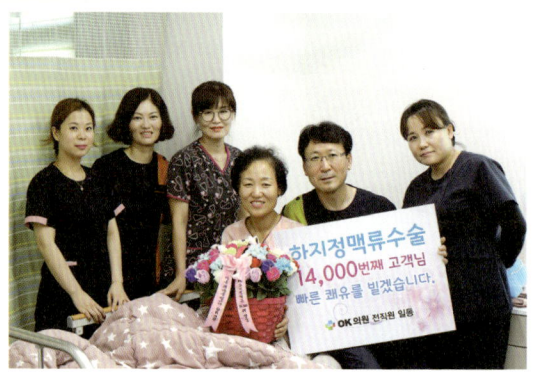

이전 개원을 하고 2017년 3월에 1만 3천례의 수술을 달성한 것에 이어
2017년 8월 28일 겨우 5개월만에
다시 하지정맥류 수술을 1천례를 더하여
1만 4천례를 달성하였습니다.

이전을 하고 난 뒤 내원하시기에 더 편리하여 져서 많은 고객분들이
찾아주셔서 단기간에 1만 4천례의 수술을 달성할 수 있었습니다.

하지정맥류 수술 15,000례 환자분과 함께
꽃다발과 소정의 선물을 전달하는 이벤트를 하였습니다.

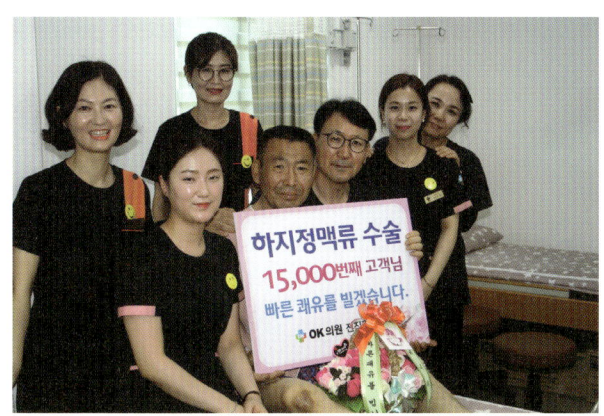

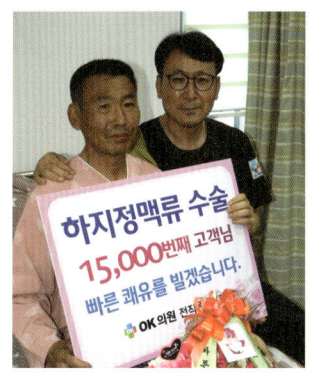

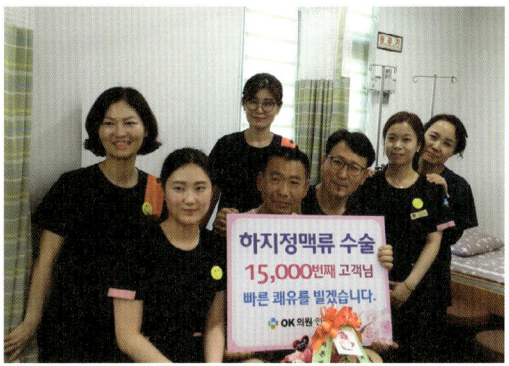

2018년 4월 초에 하지정맥류 수술 1만 5천례를 달성하였습니다.
고객여러분들이 많이 찾아주신 덕분으로
제가 하지정맥류 수술을 시작한지 10여년 만에
1만 5천례라는 하지정맥류 수술 기록을 가지게 되었습니다.
더 편안하고 안전한 수술을 위해
더 연구하고 노력하는 정맥외과가 되도록 하겠습니다.
함께 수고한 정맥외과 직원들과 1만 5,000번째 환자분과 기쁨을 나누었습니다.

하지정맥류 수술 16,000례 환자분과 함께
꽃다발과 소정의 선물을 전달하는 이벤트를 하였습니다.

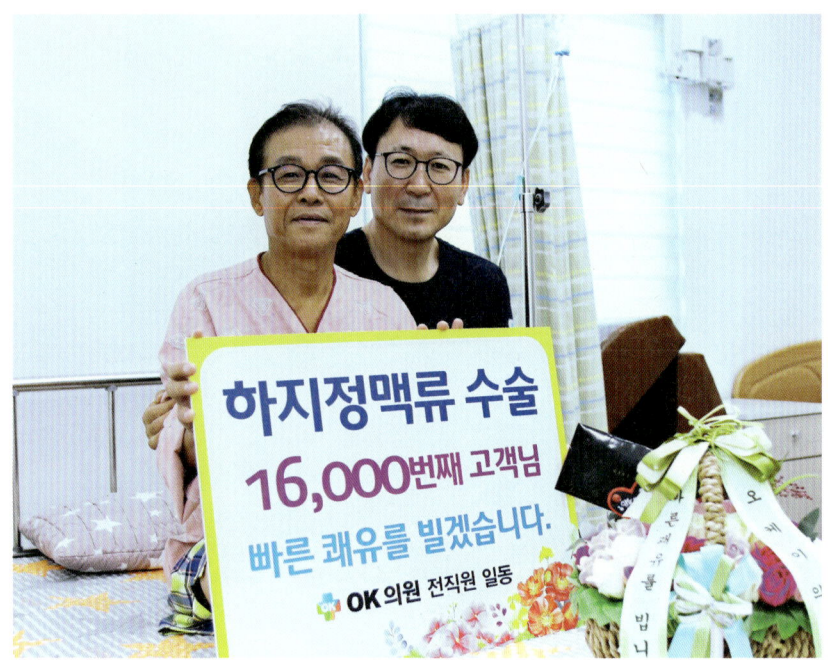

□ 달성기간 □
2018년 5월~2018년 9월(5개월)

하지정맥류 수술 17,000례 환자분과 함께
꽃다발과 소정의 선물을 전달하는 이벤트를 하였습니다.

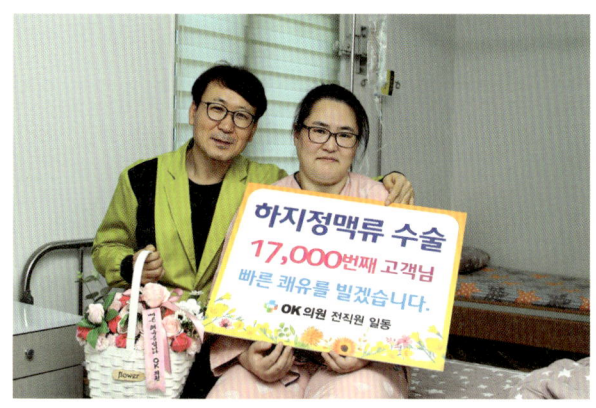

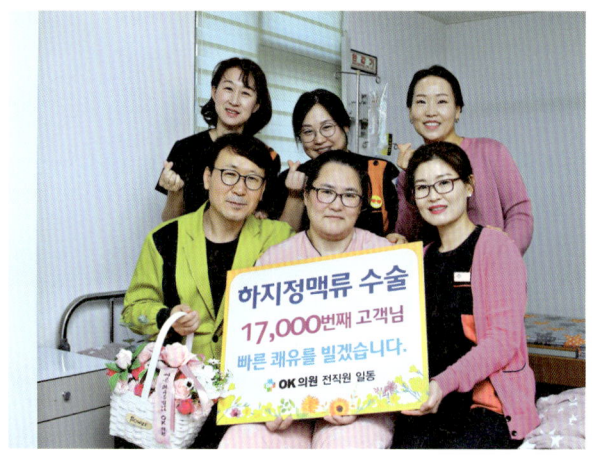

□ 달성기간 □

2018년 9월~2019년 2월(5개월)

5개월만에 하지정맥류 수술 17,000례를 달성하게 되었습니다.
언제나 OK의원 정맥외과를 믿고 신뢰해 준 고객님들 덕분에
좋은 결과를 얻어낼 수 있어 무한한 감사를 드립니다.

하지정맥류 수술 18,000례 환자분과 함께
꽃다발과 소정의 선물을 전달하는 이벤트를 하였습니다.

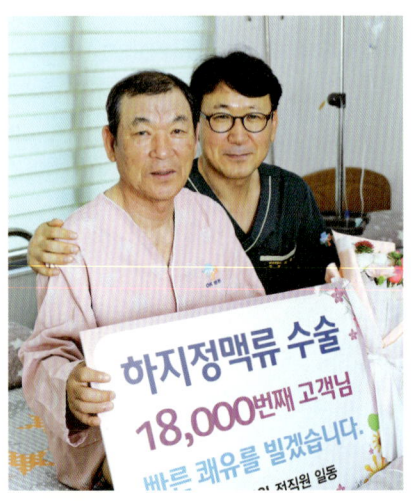

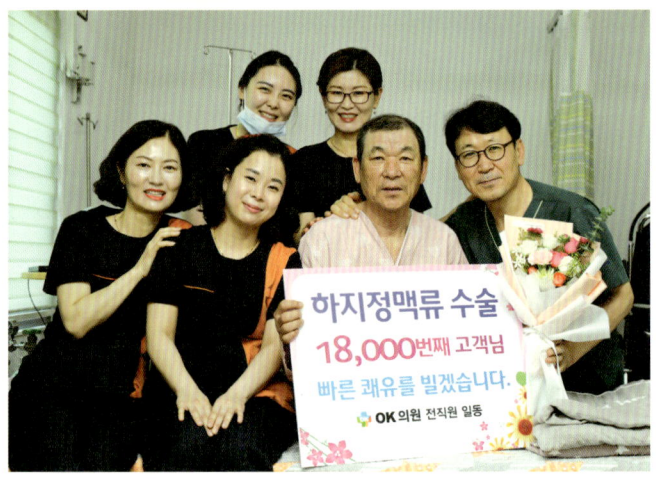

□ 달성기간 □
2019년 2월~2019년 7월(5개월)

하지정맥류 수술 19,000례 환자분과 함께
꽃다발과 소정의 선물을 전달하는 이벤트를 하였습니다.

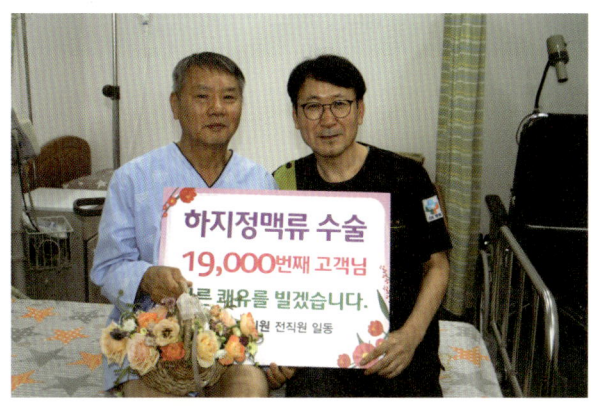

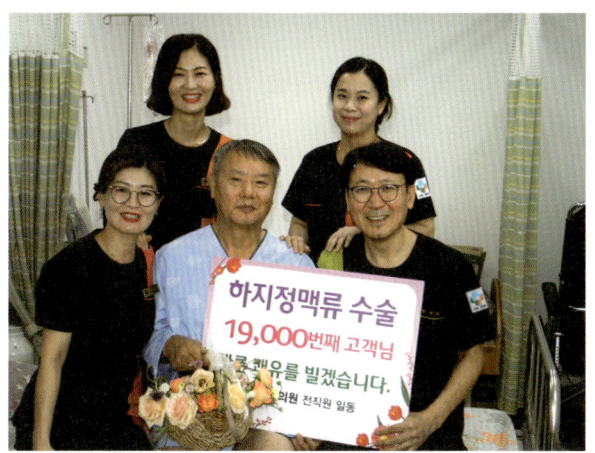

□ 달성기간 □

2019년 7월 18일~2019년 11월 15일(4개월)

4개월만에 하지정맥류 수술 19,000례 달성하게 되었습니다.
환자분의 빠른 쾌유를 바라며, 항상 저와 함께 안전하고 편안하게
수술을 할 수 있게 도와준 직원분들께도 감사드립니다.

하지정맥류 수술 20,000례 환자분과 함께
꽃다발과 소정의 선물을 전달하는 이벤트를 하였습니다.

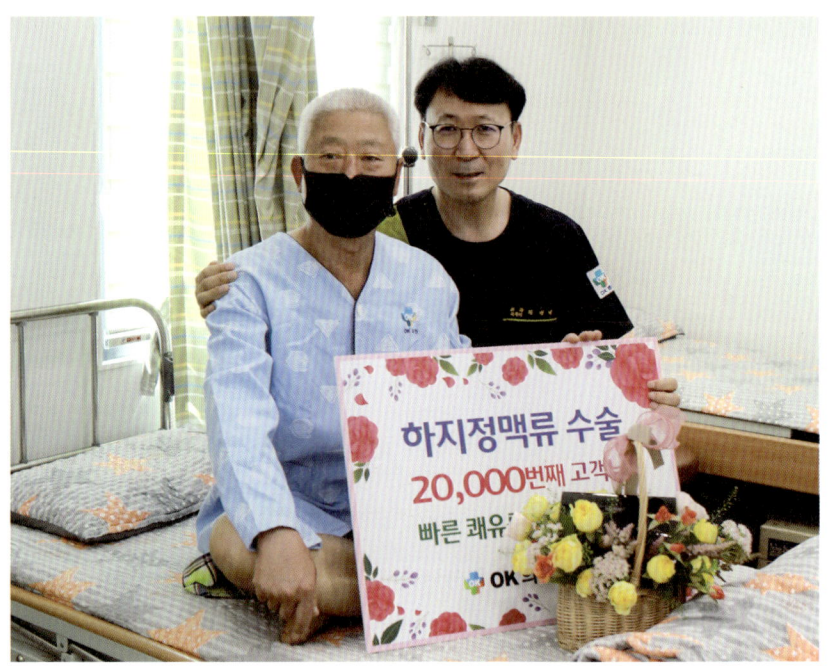

□ 달성기간 □
2019년 11월 15일~2020년 6월 10일(7개월)

하지정맥류 수술 21,000례 환자분과 함께
꽃다발과 소정의 선물을 전달하는 이벤트를 하였습니다.

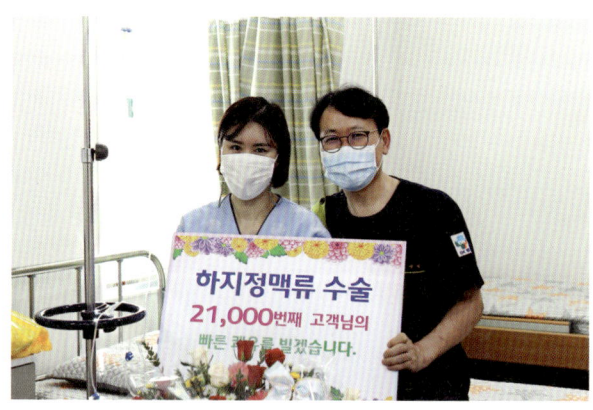

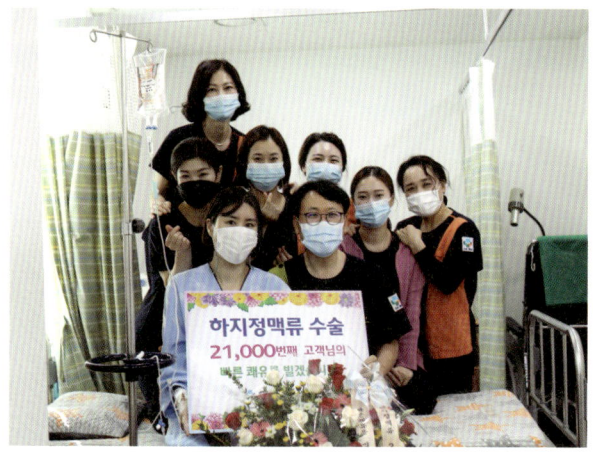

□ 달성기간 □

2020년 6월 10일~2020년 10월 27일(4개월)

2만례 달성 이후 4개월 만에 하지정맥류 수술 21,000례를 달성하게 되었습니다.
어려운 시기에도 저희 병원을 내원하셔서 진료 받으신
모든 고객분들께 감사를 드립니다.

하지정맥류 수술 22,000례 환자분과 함께
꽃다발과 소정의 선물을 전달하는 이벤트를 하였습니다.

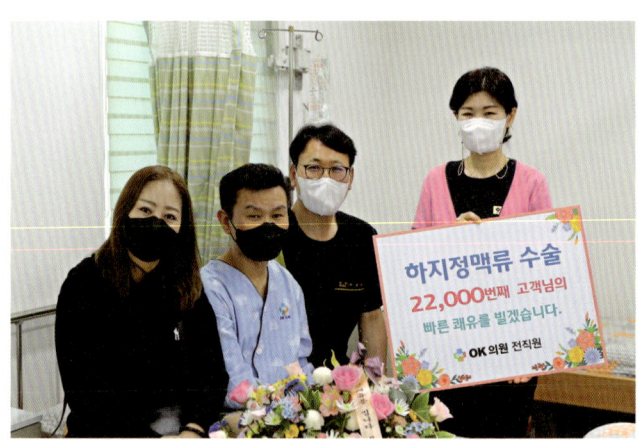

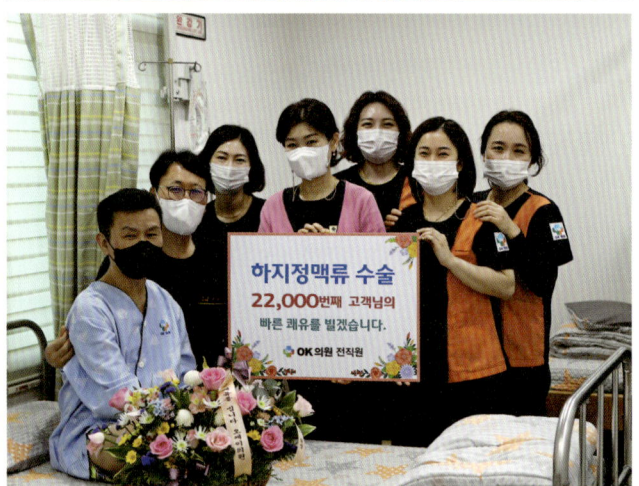

□ 달성기간 □
2020년 10월 27일~2021년 5월 24일(7개월)

하지정맥류 수술 23,000례 환자분과 함께
꽃다발과 소정의 선물을 전달하는 이벤트를 하였습니다.

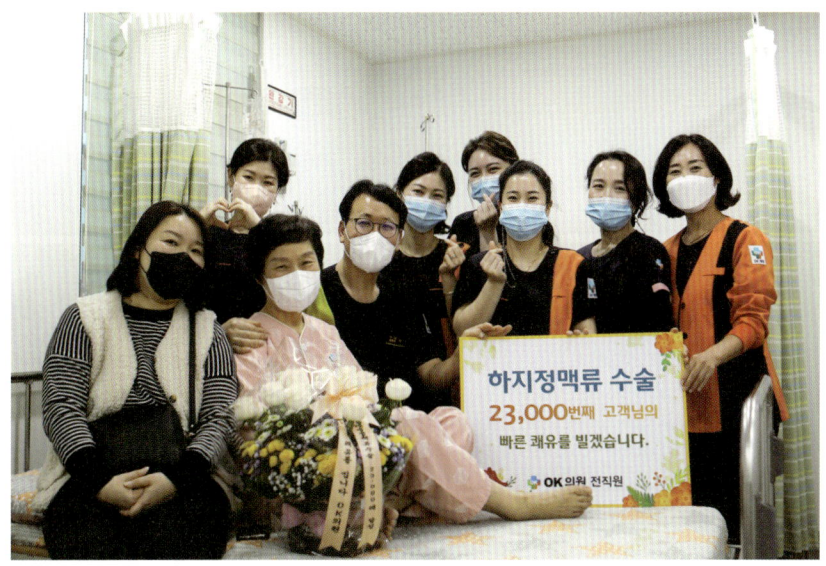

□ 달성기간 □

2021년 5월 24일~2021년 11월 8일(6개월)

항상 OK하지정맥류외과를 믿어주신 고객분들 덕분에
코로나로 힘든 이 시기에 23,000례 수술을 달성하게 되었습니다.

23,000례 달성에 이르기까지 고객분들의
꾸준한 믿음과 신뢰가 있었기 때문에 가능했습니다.
빠른 쾌유를 바라며, 코로나도 빨리 끝났으면 하는 바람을 가져 봅니다.

하지정맥류 수술 24,000례 환자분과 함께
꽃다발과 소정의 선물을 전달하는 이벤트를 하였습니다.

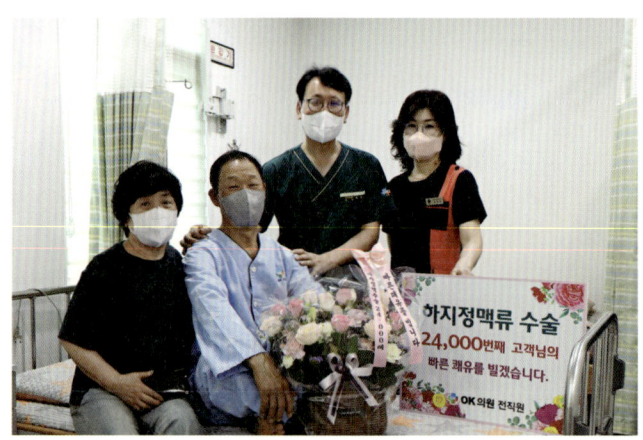

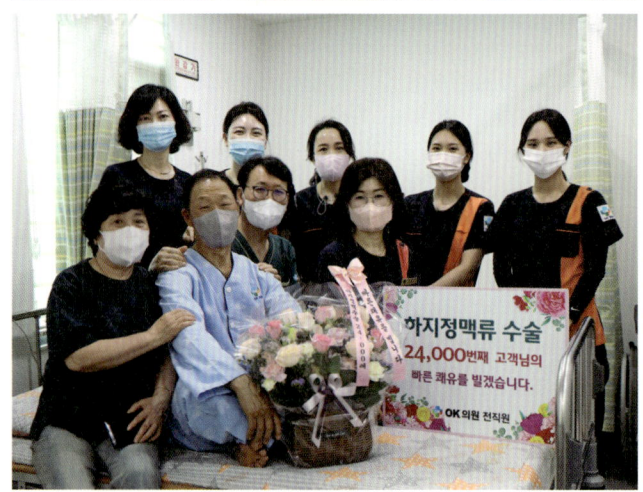

□ 달성기간 □
2021년 11월 8일~2022년 5월 27일(6개월)

하지정맥류 수술 25,000례 환자분과 함께
꽃다발과 소정의 선물을 전달하는 이벤트를 하였습니다.

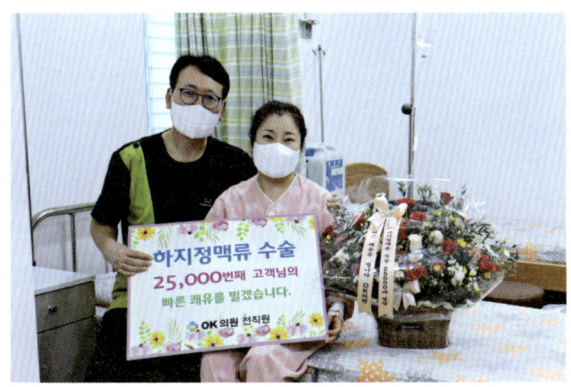

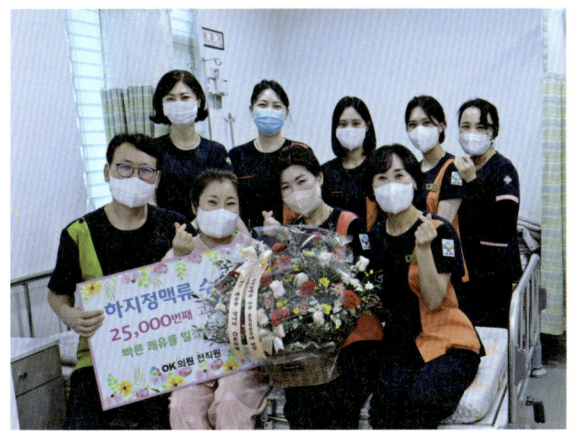

□ 달성기간 □

2022년 5월 27일~2022년 10월 7일(5개월)

이전 개원 이후에도 꾸준히 OK의원 하지정맥외과를 잊지 않고 찾아주신
고객분들 덕분에 25,000례 수술을 달성할 수 있게 되었습니다.
25,000례 달성에 이르기까지 변함없는 믿음과 신뢰를 주신
모든 고객분들께 감사인사를 전합니다.

하지정맥류 수술 26,000례 환자분과 함께
꽃다발과 소정의 선물을 전달하는 이벤트를 하였습니다.

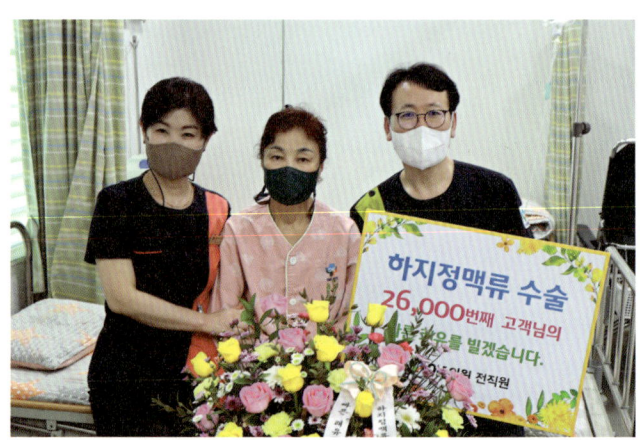

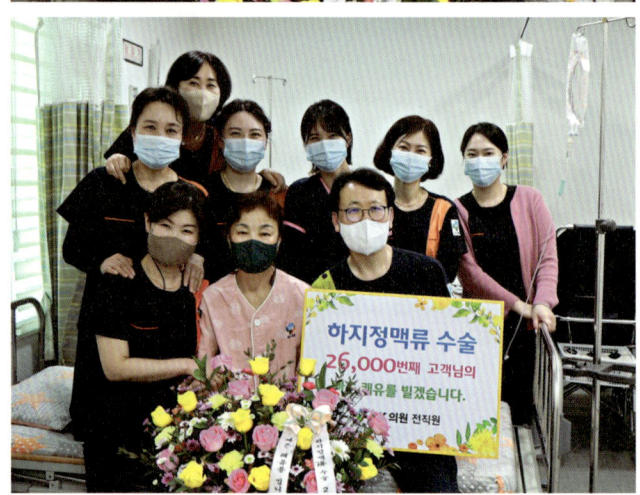

□ 달성기간 □
2022년 10월 7일~2023년 4월 16일(6개월)

하지정맥류 수술 27,000례 환자분과 함께
꽃다발과 소정의 선물을 전달하는 이벤트를 하였습니다.

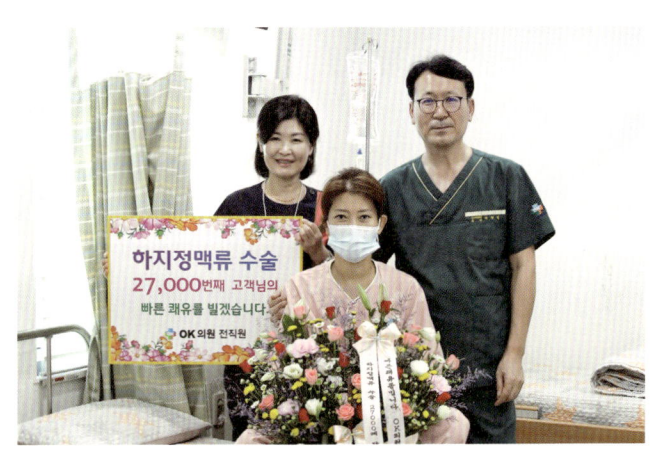

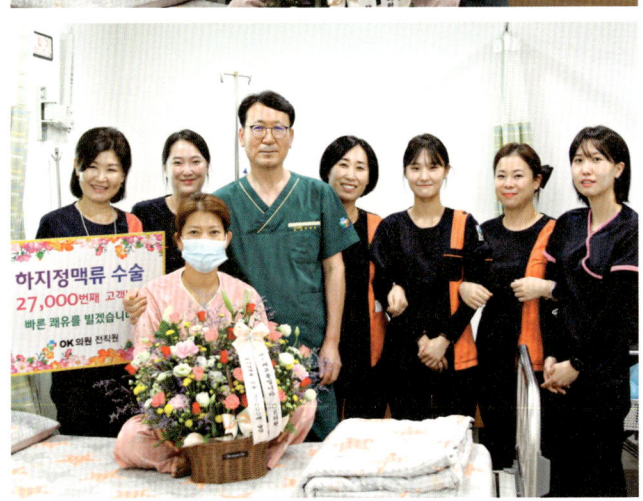

□ 달성기간 □
2023년 4월 16일~2023년 9월 8일(5개월)

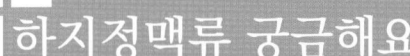
하지정맥류 궁금해요

하지정맥류가 있어도 별다른 통증이 없는데 수술을 해야되는가요?

하지정맥류의 증상은 다양합니다. 하지피로감, 무거움, 하지부종, 야간경련, 하지불안감 등 여러 증상이 나타날 수 있습니다. 하지만 외견상 상당히 심한 정맥류를 가지고 있어도 미용상의 문제 외에 별다른 증상이 없는 분도 많이 있습니다.

증상이 없더라도 정맥류를 수술하는 이유는 첫째, 한번 망가진 정맥판막은 다시 회복되지 않기 때문에 계속진행이 되는 것입니다. 진행이 되면 결국 피부염, 혈전, 피부경화, 피부궤양 등의 합병증이 생길 수 있기 때문입니다.

둘째, 대퇴동맥을 통해 내려온 다리의 혈액이 대퇴정맥을 통해 다시 심장으로 되돌아가게 되는데 판막이 역류을 함으로 혈액순환에도 나쁜 결과를 초래하는 것입니다. 결국 하지정맥류는 한번 진단되면 계속 진행됨으로 수술을 하게 되는 것입니다.

하지정맥류 치료하지 않고 그냥두면 어떻게 되나요?

하지정맥류는 정맥내에 있는 판막이 망가져서 생기는 병입니다. 따라서 한번 정맥류가 생기면 다시 원상태로 회복될 수 있는 방법이 없습니다. 결국 계속 진행되게 됩니다. 직업상 많이 서서 일하시는 분이나 유전적으로 가족력이 있는 분은 진행이 좀 더 빠르게 진행됩니다. 모든 정맥류에서 다 생기는 것은 아니지만 피부염, 혈전, 피부궤양 등의 합병증이 생길 수 있습니다.

핏줄이 튀어나오거나 하지않고 그냥 다리가 저리거나 아파도 하지 정맥류인가요?

하지정맥류를 일으키는 혈관은 한쪽 다리마다 두 개의 주 혈관이 있습니다. 하나는 서혜부에서 시작하는 대복재정맥이고 하나는 무릎뒤에서 시작하는 소복재정맥입니다. 대복재정맥은 주로 증상이 거의 없고 밖으로 심하게 돌출되는 정맥류를 보이는데 무릎뒤에 시작되는 소복재정맥에서 발생된 정맥류는 외관상 돌출되는 것은 적고 주로 하지부종, 저림, 경련 등의 증상이 나타납니다.

외관상 정맥류가 튀어나오지 않아도 증세가 있으면 혈관초음파검사를 해서 정맥류의 유무를 확인해 보는 것이 좋습니다.

수술을 안 하고 치료할 수 있는 방법이 있나요?

하지정맥류를 치료하는 방법에는 크게 두 가지가 있습니다.

하나는 대복재정맥이나 소복재정맥에 역류가 없고 피하정맥에만 정맥류가 있는 경우이고 또 하나는 대복재정맥이나 소복재정맥에 역류가 확인된 경우입니다.

전자의 경우는 수술을 하지 않고 피하정맥에 경화요법이라는 시술을 합니다. 경화요법이란 가느다란 피하정맥에 가는 주사기로 약물을 주입해서 혈관을 제거하는 방법이다. 특별한 마취가 필요없고 외래에서 몇 분내에 쉽게 해결할 수있습니다.

하지만 대복재정맥이나 소복재정맥에 역류가 확인 된 후자의 경우는 수술을 역류가 확인 된 정맥을 꼭 제거 해 주어야 합니다. 그렇지 않고 튀어나온 정맥만 없애게 되면 결국 시간이 지나면 다시 재발하게 됩니다.

혈관을 제거한다는 데 큰 혈관을 제거해도 문제가 없나요?

다리에는 크게 혈관이 3층으로 구성되어 있습니다. 뿌리가 되는 대퇴정맥과 대퇴동맥이 있고 줄기가 되는 대복재정맥과 소복재정맥이 있으며 가지에 해당하는 피하정맥이 있습니다. 정맥류는 줄기와 가지가 되는 혈관에 생기는 병입니다. 따라서 나무에 가지치기를 해도 나무에는 크게 해가 없고 더 잘 자라는 원리와 같습니다. 다리에도 많은 줄기와 가지가 되는 혈관이 있기 때문에 뿌리가 되는 혈관에 이상이 없으면 정맥류가 생긴 줄기나 가지가 되는 혈관을 제거해도 주위 정맥이 대신하기 때문에 문제가 되지 않습니다.

수술 후 재발은 없는건지요?

예전에는 정맥류 수술 후 재발이 많았습니다. 하지만 근래에 와서는 거의 재발이 없습니다. 재발이 거의 사라진 요인 중 하나는 진단 기구와 수술 기구의 발전입니다. 대부분의 정맥류 전문병원에서는 혈관초음파라는 진단기구를 사용함으로써 진단이 정확해졌고 수술전이나 수술중 혈관초음파를 통해 정확한 수술을 시행할 수 있게 되었으면 재발방지를 할 수 있게 되었습니다. 또 하나는 수술기구의 발전입니다. 예전에는 주로 도식적으로 혈관을 제거하는 수술 방식을 주로 사용하였습니다. 따라서 수술시간도 많이 걸리고 회복기간도 길었습니다. 지금은 대부분의 정맥류 병원에서 레이져나 냉동수술기를 사용해 빠르고 정확하게 수술을 합니다. 따라서 재발이 거의 없다고 할 수 있습니다.

하지정맥류도 유전되나요?

하지정맥류 발생의 유발인자중 가족력 혹은 유전적인 요인이 하지정맥류 발생에 가장 중요한 역할을 하는 것으로 알려져 있습니다. 일부 보고에 따르면 하지정맥류 환자 80%에서 적어도 1명 이상의 가족구성에서 하지정맥류가 있다고 보고 된 바 있습니다.

수술 후에 흉터가 남지는 않나요?

수술 후 흉터는 수술기구를 어떤 것을 사용하느냐에 따라 달라지기는 하지만 어떤 기구를 써도 흉이 될 만한 자국이 남는 경우는 거의 없습니다. 작은 점 같은 수술 자국이 초기에는 보이다가 몇 개월이 지나면 대부분 연해져 눈으로 잘 보이지 않게 됩니다.

수술 후 통증이 심한가요?

수술 후 통증은 거의 없습니다. 정맥류가 아주 심한 경우는 경미한 통증이 있을 수 있으나 대부분은 일상 생활에 지장이 없는 정도입니다.
대부분의 정맥류 수술 환자들은 당일 수술 후 당일 퇴원해서 일상 생활을 할 수 있습니다.

수술시 마취는 어떤 식으로 하게 되나요?

　예전에는 주로 전신마취나 척추마취를 했습니다. 하지만 요즘은 대부분 수술부위에는 국소마취를 하고 수술 중 긴장감이나 불안감을 없애주기 위해 수면마취를 병행합니다. 수술을 끝나면 바로 마취에서 깨기 때문에 대부분을 1~2시간정도 안정을 취하면 바로 일상생활을 할 수 있습니다.

수술 후에 압박스타킹 꼭 신어야 되나요?

　예전에는 수술 후 2달정도 압박스타킹을 착용했습니다. 하지만 요즘을 장기간 압박스타킹을 착용한 것과 착용하지 않은 것의 재발률 차이가 거의 없다고 합니다.
　수술후 2~3일정도 착용하시면 됩니다.

수술 후 목욕이나 샤워 같은건 언제부터 해도 되나요?

　수술 후 대략 2~3일 후부터 간단한 샤워를 하시면 됩니다. 하지만 장시간 탕에 들어가는 목욕은 수술부위가 정상으로 회복되는 대략 2~3주후부터 가능합니다.

수술 후 언제부터 운동이 가능한가요?

수술 후 일상생활은 당일부터 가능합니다. 하지만 운동은 대략 수술 부위가 정상으로 회복되는 2~3주후부터 하시면 됩니다.

임신 중에 하지정맥류 수술을 해도 괜찮을까요?

하지정맥류를 일으키는 유발요인 중 하나가 임신입니다. 임신 첫 3분기에 많이 생기게 되는데 아마 호르몬의 변화 때문이라고 생각하고, 임신 후반기에는 주로 자궁이 커지게 되어 복압이 증가하게 되어 발생하게 됩니다. 따라서 임신 중에 생긴 정맥류는 출산을 하게 되면 좋아질 수 있으므로 출산 할 때까지 기다려야 됩니다.
출산 한 후에도 계속 남아 있으면 수술하게 됩니다.

손등에 핏줄이 튀어나오는 것도 같은건가요?

손등에 생긴 핏줄은 하지 정맥류와는 다릅니다. 상지정맥류는 대부분 합병증이나 순환장애을 일으키는 경우가 없습니다. 따라서 미용상 목적으로 수술하는 경우 말고는 따로 수술적 처치가 필요한 경우는 거의 없습니다. 상지정맥류는 대부분 외래에는 약물을 주입하는 경화요법으로 간단하게 처치하게 되며 처치 후에는 일상생활에 거의 문제가 되지 않습니다.

하지정맥류란?

1. 하지정맥류란?

우리 몸의 혈관 중에서 동맥은 산소가 풍부한 혈액을 심장으로부터 전신으로 보내고 정맥은 산소가 부족한 혈액을 다시 심장으로 돌려보내는 길의 역할을 합니다. 혈관들 중 피부 근처의 정맥이 부풀거나 꼬여서 눈에 보이는 것이 정맥류입니다. 정맥류의 '류'는 '혹'이라는 뜻으로 정맥류는 인체의 정맥이 어떤 원인에 의해 혹처럼 확장되고 부풀어 오른 것을 말합니다. 정맥류는 파랗게 불룩 튀어나오거나 꼬여있는데, 치료를 하지 않고 방치할 경우 시간이 갈수록 점차 악화됩니다. 정맥류는 발적과 발진, 궤양뿐 아니라 다리의 통증과 피로감을 유발합니다.

서 있는 자세에서 정맥의 혈액은 중력의 영향에 따라 아래로 흐르고자 하는데, 심부정맥을 근육이 수축하여 혈액을 위쪽으로 짜내어 줍니다. 정맥 내에는 판막이라 불리는 막이 있어서 혈액이 위로 한 방향으로 흐르게 합니다. 다리근육이 수축되면 판막이 열리고, 이완되면 닫히게 되는데, 이것이 혈류의 흐름이 아래로 역류되지 않게 해주는 역할을 합니다. 혈액을 심장으로 돌려보내주는 전 과정을 정맥펌프라고 부릅니다.

걸을 때나 다리근육이 수축할 때 정맥펌프는 잘 작동하지만 오랫동안 서 있거나 앉아 있는 경우는 다리정맥의 혈액이 멈추게 되어 압력이 증가됩니다. 심부정맥과 관통정맥은 보통 증가된 압력을 짧은 기간 동안은 견딜 수 있습니다. 하지만 오랜 기간 동안 앉아있거나 서있는 상태를 반복하게 되면 정맥이 늘어나게 됩니다. 이렇게 늘어지는 것은 정맥벽을 약화시키고 판막을 손상시킵니다. 이로 인해 정맥류가 발생하게 됩니다.

 모세혈관 확장(spider vein)은 경미한 정맥류이고 피부에 붉거나 혹은 푸른 망상혈관의 형태를 띕니다. 이는 심각한 질환은 아니지만 보기 좋지 않으며 통증이나 부종의 증상을 일으킬 수 있습니다.
 하지정맥류는 일반적으로 대퇴부에서 원인이 되는 대복재정맥류와 슬와부에서 원인이 되는 소복재정맥류로 나타납니다.

대복재정맥류

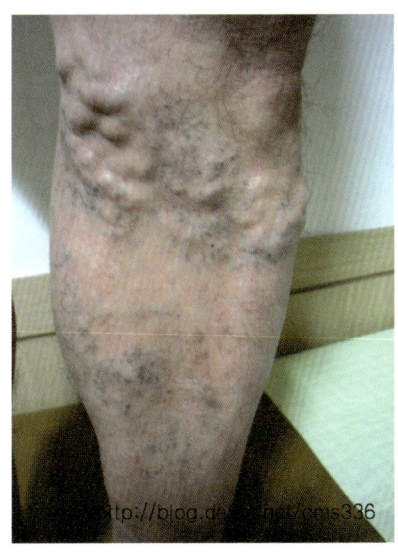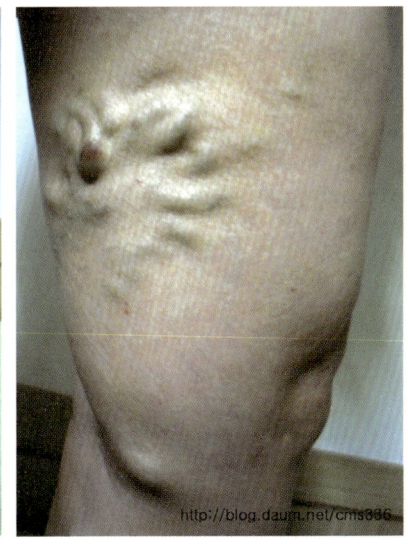

대복재정맥류

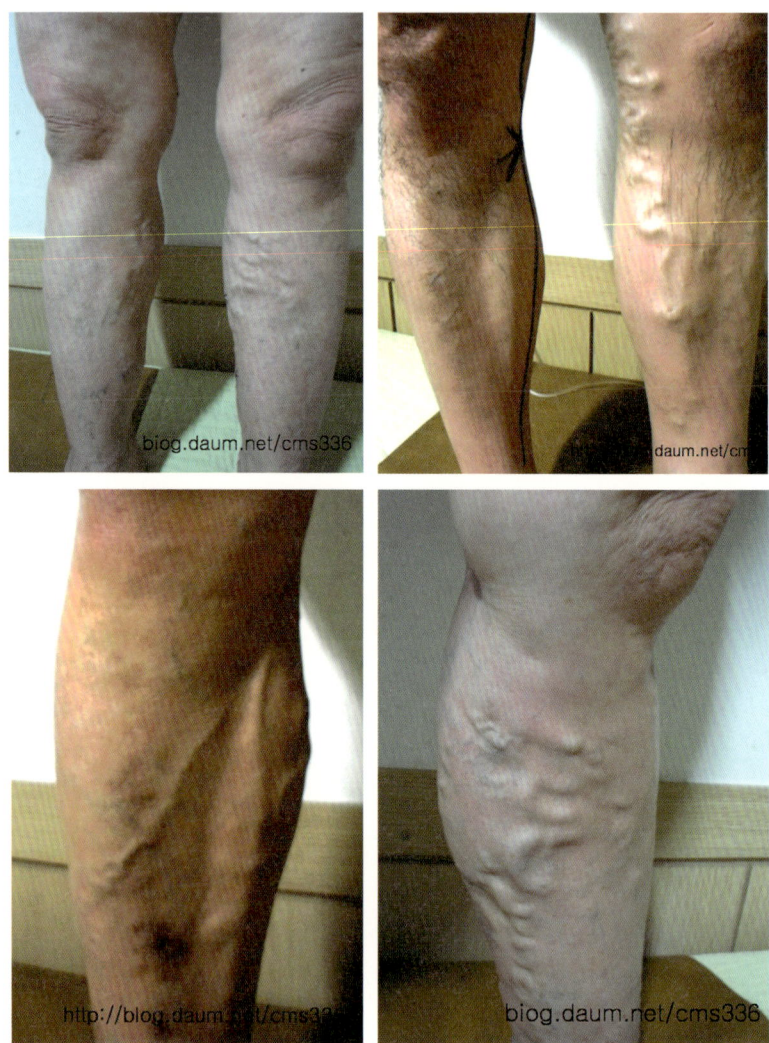

대복재정맥류

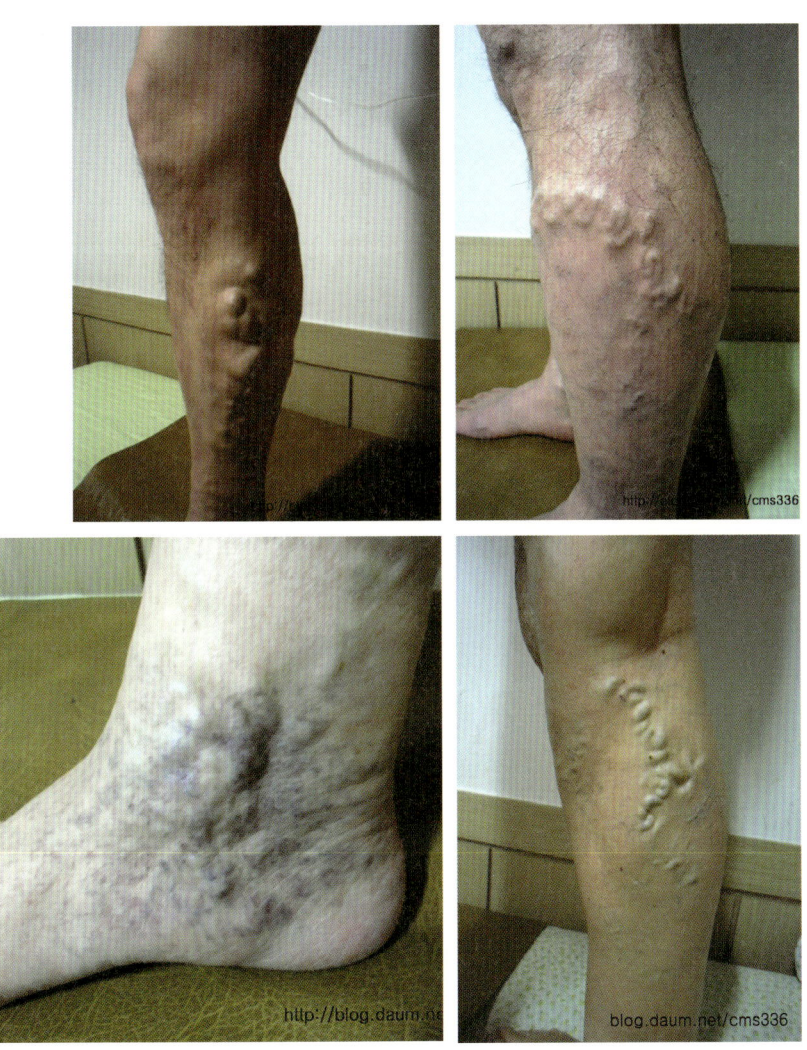

소복재정맥류

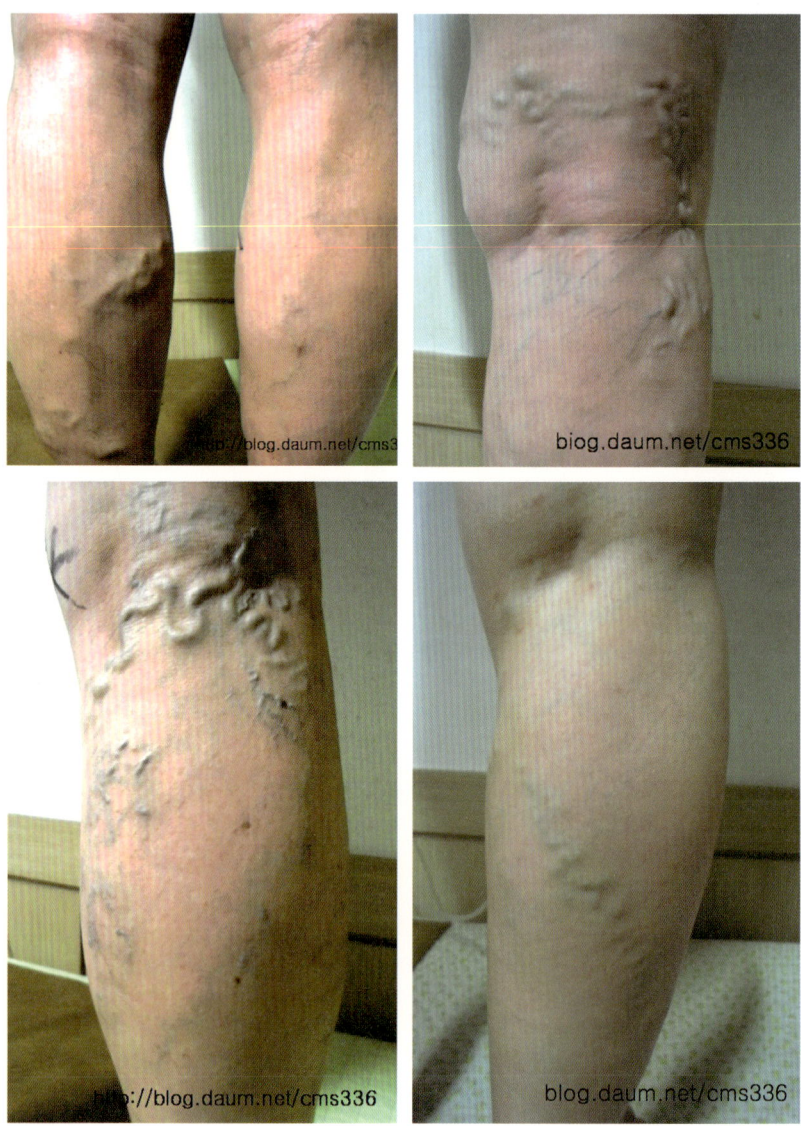

소복재정맥류

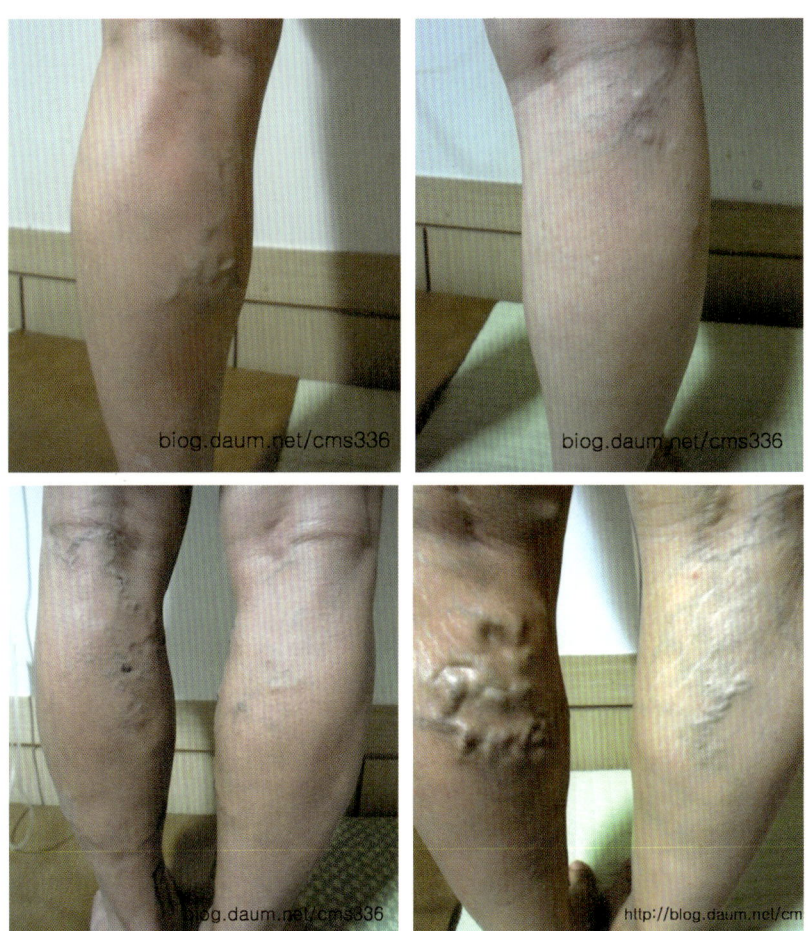

하지정맥류란? 63

소복재정맥류

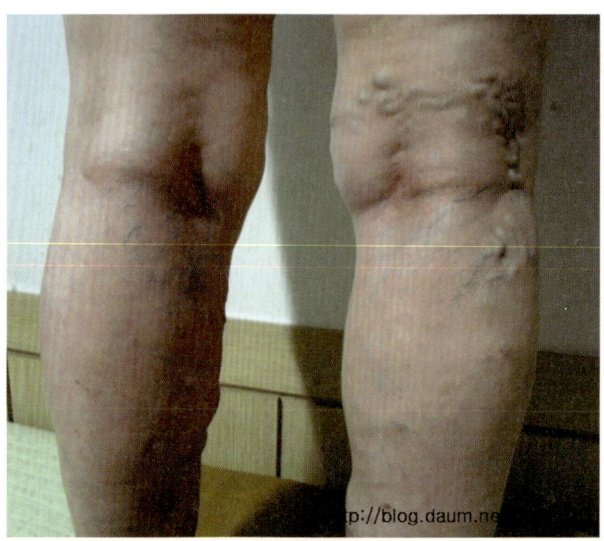

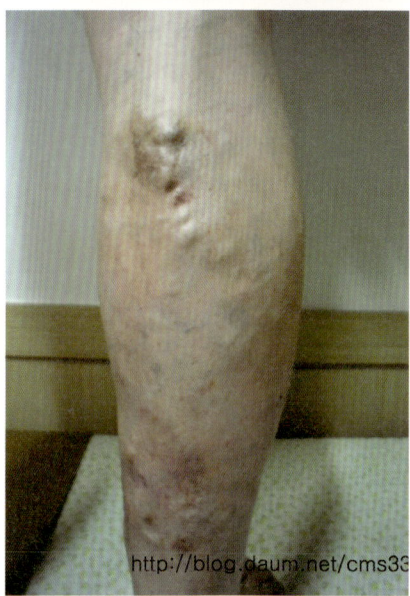

2. 하지정맥류의 원인

아직까지 하지정맥류 발생의 정확한 원인은 알려져 있지 않습니다. 그러나 결론부터 말하자면 아마 여러 가지 유발 인자들이 복합적으로 작용하여 하지정맥류가 발생하는 것으로 생각됩니다. 하지정맥류의 발생에 다음과 같은 유발 인자가 영향을 미칠 것으로 생각됩니다. 하지정맥류의 가족력, 첫 임신한 나이, 경구 피임약 복용, 하루 6시간 이상 서 있는 직업, 비만, X-선 혹은 자외선 노출 정도, 혈전정맥염의 과거력, 하지의 감염 혹은 허혈 증상, 복압을 증가시키는 만성 질환, 몸에 꼭 끼는 옷의 착용, 의자에 오래 앉아 있는 직업, 습관적으로 다리를 꼬고 앉는 자세 등입니다.

하지정맥류 발생의 유발 인자들 중 가족력 혹은 유전적인 요인이 하지정맥류 발생에 가장 중요한 역할을 하는 것으로 알려져 있습니다. 일부 보고에 의하면 하지정맥류 환자의 약 80%에서 적어도 1명 이상의 가족 구성원에서 하지정맥류가 있다고 보고된 바 있고, 특히 하지정맥류의 가족력이 있는 환자들 중 80%에서는 모계(母系) 쪽으로 성 연관 상염색체 우성 유전 양상을 보이는 것으로 보고 되었습니다.

하지정맥류의 발생에서 임신은 가족력 다음으로 중요한 요인으로 알려져 있습니다. 특히 임신으로 인하여 자궁이 충분히 커져 정맥 혈액 순환에 물리적인 장애를 보이기 전인 임신의 첫 3분기(임신의 처음 3개월)에 하지정맥류가 많이 발생하는 것으로 보아 임신으로 인한 호르몬의 변화가 하지정맥류의 발생에 중요한 역할을 하는 것으로 생각됩니다.

이외에 앞에서 기술한 다양한 요인들이 하지정맥류의 발생에 복합적으로 영향을 미치는 것으로 알려져 있고, 이 같은 하지정맥류 발생의 유발 인자들에 대한 이해는 하지정맥류 환자들이 다양한 치료를 받은 후 하지정맥류의 재발 혹은 악화를 방지하는 데 중요할 것으로 생각됩니다.

〈손상된 밸브에 의해 정맥류가 발생하는 기전〉

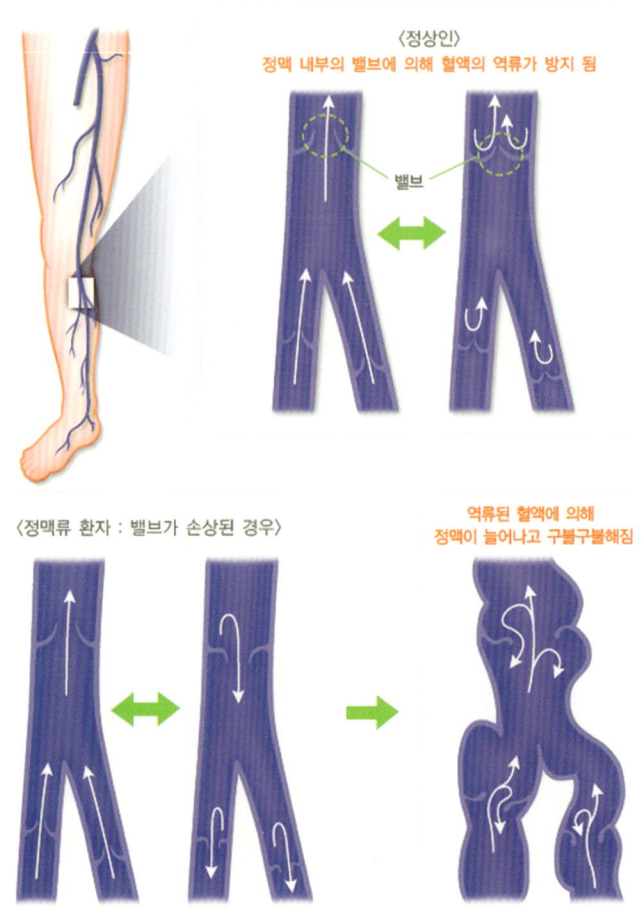

3. 정맥류을 발생시키는 위험요인

정맥류를 발생시키는 위험요인을 정리해 보면 다음과 같다.

1) 연령

연령이 증가하면, 정맥 내의 판막은 약해지고 찢어질 수 있으며, 결국에는 판막의 기능부전이 발생합니다.

2) 성별

남성보다 여성에서 정맥류가 더 많이 발생합니다. 이는 임신, 생리 전, 폐경기의 호르몬의 변화가 원인으로 여성 호르몬이 정맥을 확장시키는 경향이 있기 때문입니다. 그러므로 호르몬 대체요법 또는 경구 피임약을 복용하면 정맥류의 위험이 증가합니다.

3) 유전

가족 중에 정맥류가 있는 경우에는 그렇지 않은 사람에 비해 발생 가능성이 증가합니다.

4) 비만

과체중은 하지 정맥에 압력을 증가시키므로 정맥류 발생 가능성을 높입니다.

5) 장시간의 직립 자세

매장 직원, 학교 교사 등 장시간 같은 자세로 서 있는 직업을 가진 사람들은 장시간 직립해서 서 있는 자세로 인해 하지의 혈액이 원활하게 흐르지 못하게 되어 정맥류를 유발하거나 악화시킵니다.

4. 정맥류 형태와 종류

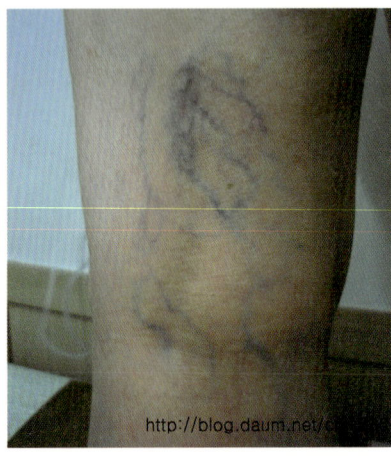

분포	존재하는 피부층	직경	색깔
모세혈관 확장증 또는 거미양정맥 (Telangiectasia, Spider vein)	진피내 세정맥	1mm이하	붉은색

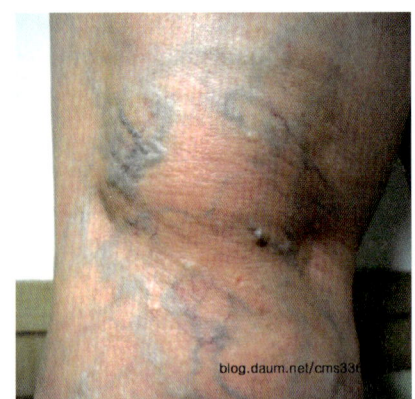

분포	존재하는 피부층	직경	색깔
세정맥 확대증	진피내 세정맥	1~2mm	보라색 검붉은색

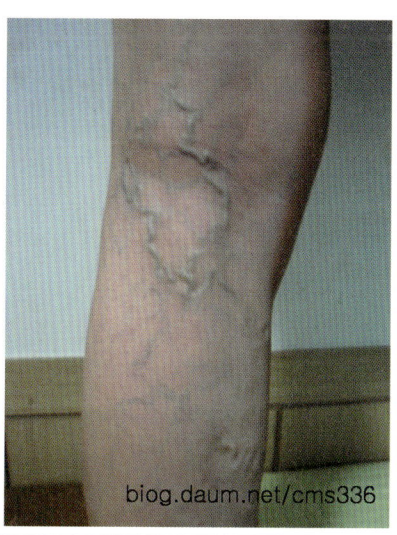

분포	존재하는 피부층	직경	색깔
망상정맥 (Reticular vein)	진피하 세정맥	2~4mm	검푸른색

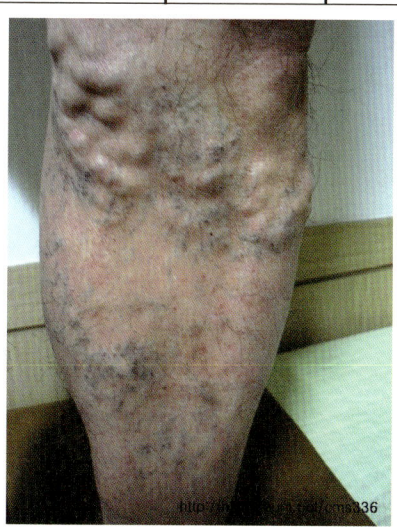

분포	존재하는 피부층	직경	색깔
정맥류 (Varicose vein)	피하 정맥	4mm이상	푸른색 초록색

5. 외측피하 정맥류

- 대복재 정맥과 무관하게 다리의 외측에 발생되는 정맥류.
- 태생기 발생과정에서 가장 먼저 나타나는 정맥이며 심부 정맥으로부터 직접 정맥혈이 역류되어 발생.
- 주로 실핏줄 형태로부터 나타나며 유전적 역할이 크다.
- 약 50% 이상에서 통증을 호소함.

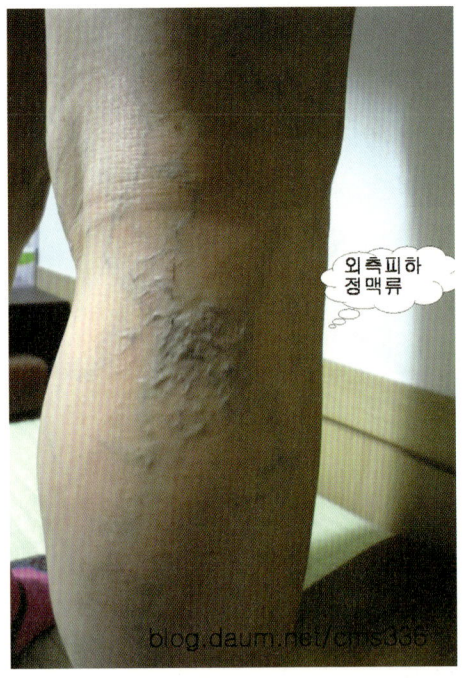

6. 진단 및 검사

정맥류의 진단을 위해서는 정맥류를 치료하는 전문 의료진에게 진료 받으시는 것이 좋습니다. 진료 시에는 환자가 서 있는 자세에서 관찰을 하게 되며, 통증의 양상 및 분포, 피부의 변화, 정맥염에 의한 염증 반응의 유무, 확장된 혈관의 분포 및 굵기 등을 관찰하게 됩니다. 이러한 신체검진 후에 초음파를 통한 검사를 시행합니다.

1) 초음파 검사란?

초음파 검사란 높은 주파수의 음파를 신체 부위에 발사하여서, 반사되어 나온 음파를 이용하여 영상을 만들어 검사하는 것을 말합니다. 초음파 검사는 방사선을 이용하지 않으며, 실시간 영상으로 검사를 할 수 있기 때문에 구조나 내부 장기의 움직임, 그리고 혈관 내의 혈류 등을 검사할 수 있습니다. 초음파 검사는 일반적으로 통증이 없는 비침습적인 검사이며, 이를 통해 진단 및 치료에 도움을 받을 수 있습니다.

2) 정맥 초음파 검사를 시행하는 목적

정맥 초음파는 신체 각 부위에서 심장을 향해 흘러가는 정맥의 혈류를 검사하는 것입니다. 이 중 도플러 초음파는 정맥 초음파 검사의 중요한 부분을 차지합니다. 도플러 초음파는 혈관 내의 혈류를 측정하는 특별한 방법으로 심장이나 동정맥의 혈관, 신장 등의 혈류 검사에서도 광범위하게 이용됩니다.

하지정맥류 환자에 있어서 정맥 초음파 검사를 시행하는 목적은 하지정맥류의 위치 및 그 근원을 찾기 위함입니다. 초음파 검사로 심부정맥, 관통정맥, 표재정맥의 정확한 위치를 파악할 수 있을 뿐만 아니라, 정맥 혈류 방향을 확인하여 그 기능적인 면을 평가할 수 있습니다. 정맥 혈류의 역류의 유무는 판막기능을 판정 할 수 있습니다. 따라서 이상이 있는 부위를 정확히 파악하여 이에 맞는 적절한 치료법 및 치료 범위를 선택할 수 있습니다.

정맥 초음파 검사가 사용되는 또 다른 이유는 혈전을 찾는 것입니다. 혈전이 깊은 곳(심부; 深部)에 위치한 정맥에 발생한 것을 "심부 정맥 혈전증"이라 하며, 특히 하지에서 잘 발생합니다. 이는 이차적으로 하지 정맥류를 발생 시킬 수도 있으나, 이보다 더 중요한 것은 혈전은 부서지면서 혈관을 따라 폐로 이동하여 폐혈관을 막는 "폐색전증"을 유발할 수 있다는 데에 있습니다. 이는 매우 위급한 상황이 될 수 있습니다. 만약 정맥초음파에서 심부 정맥 혈전증이 발견된다면, 폐색전증을 예방하기 위해서 반드시 치료를 받아야 합니다.

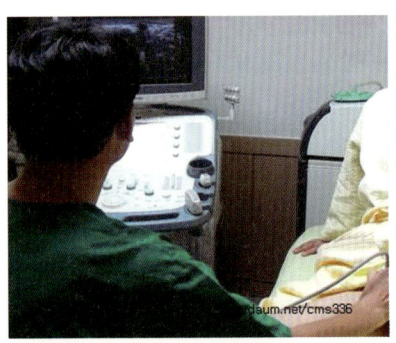
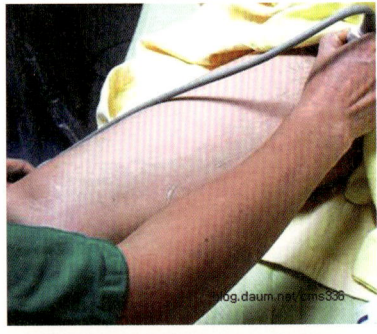
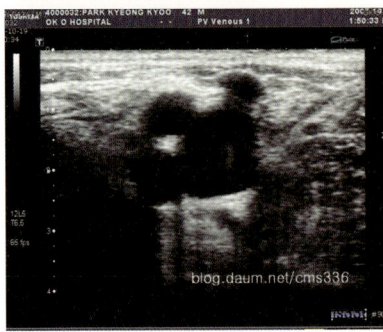
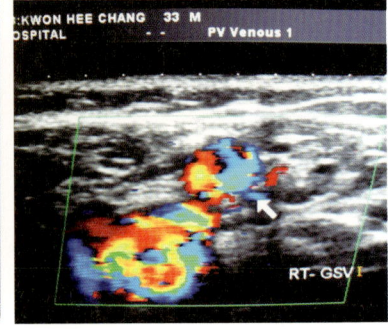

7. 증상과 합병증

하지정맥류는 미용상의 문제와 함께 다양한 증상을 유발할 수 있습니다. 그리고 정맥류의 형태에 따라 증상의 양상이 달라지기도 합니다. 한편, 어떤 사람들은 외견상 상당히 심한 정맥류를 가지고 있으나 미용상의 문제 외에 별다른 이상 증상을 느끼지 못하는 경우도 있습니다.

1) 거미모양 정맥에서 나타나는 형태와 증상

거미모양 정맥은 모세혈관(실핏줄)확장증 또는 햇살모양 정맥염주라고도 하는데, 피부 표면 가까이 위치한 얇고 가는 정맥들이 확장되어서 붉은색, 파란색 또는 보라색의 정맥이 거미줄 모양으로 나타나는 것입니다.

이것은 주로 허벅지나 종아리, 발목 부위에서 발생합니다. 거미모양 정맥은 실제로 성인 여성의 절반 정도에서 나타나며 많은 여성들이 거미모양 정맥에 의해 미용적인 면이나 증상으로 인해 불편을 겪습니다.

거미모양 정맥의 발생에 관여하는 인자들로는 유전, 임신과 호르몬의 변화, 체중의 증가, 장시간 서 있거나 앉아있어야 하는 직업, 그리고 여성호르몬제 등의 의약품이 있습니다.

거미모양 정맥은 세 가지 기본 형태를 가지고 있습니다. 어두운 중심 부분에서 주변으로 방사상 모양으로 퍼져 나가는 거미줄 모양의 정맥, 나뭇가지처럼 나가는 모양, 그리고 마지막으로 단순한 선이나 가느다란 줄처럼 생긴 모양 등의 형태입니다. 이중 선 형태의 정맥은 무릎 안쪽에서 흔히 관찰되고, 나뭇가지 모양은 대퇴부의 바깥쪽에서 주로 관찰됩니다.

대부분의 여성에서 생기는 거미모양의 정맥류는 경화요법이 적절한 경우가 많습니다. 그러나 만약 임신 중 또는 모유 수유 중인 경우에는 연기하는 것이 바람직합니다. 임신 중에 나타난 대부분의 거미모양 정맥은 출산 후 약 3개월 정도 안에 자연적으로 사라지기도 합니다. 또한 경화제가 모유에 미치는 영향이 알려진 것이 없으므로, 수유 중인 엄마에게는 치료를 연기할 것으로 권합니다.

남성에서 거미모양 정맥은 여성보다는 흔하지 않습니다. 또한 남성에게는 여성보다 미용적인 면에서 영향이 적게 미칩니다. 그러나 거미모양 정맥의 치료를 원하는 남성에서 경화요법은 똑같이 효과적입니다.

다음은 거미모양 정맥에서 나타나는 대표적인 증상들입니다.

- 하지의 피로감
- 무거움
- 국소적으로 타는 듯하고 쑤시는 듯한 느낌
- 간간히 칼로 찌르는 듯한 느낌
- 야간의 경련성 통증 (쥐가 나는 듯한 느낌)
- 하지의 불안감

2) 정맥 판막 부전으로 인한 혈류 역류 시의 증상

정맥류는 거미모양 정맥과 몇 가지 면에서 다릅니다. 정맥류는 보다 굵은 정맥이고, 색깔이 짙으며, 튀어 나오는 형태를 띕니다. 정맥류는 또한 통증을 유발하고, 좀 더 심한 형태의 정맥질환과 관련이 되어 있습니다.

〈정맥류의 주요 증상〉
- 미용상 문제점
- 만성적인 하지통증 및 부종
- 재발하는 염증이나 연조직염
- 피부 내 색소 침착

- 치료에 반응 없는 피부궤양
- 출혈
- 정맥염 발생 및 이로 인한 국소적인 발열감

　위의 증상 중 통증은 정맥혈류가 순환하지 못하고 정체되어 조직에 산소가 적절하게 공급되지 못하여 발생합니다. 이러한 상태가 지속되고 악화되면 부종이나 연조직염, 피부 내 색소침착, 피부궤양 및 출혈 등의 다른 증상이 발생합니다.
　피부의 염증이나 색소 침착은 피부 궤양의 선행 단계입니다.
　조직의 부종이 발생한 상태가 지속되면 통증을 동반한 피부의 궤양이 발생할 수 있으며, 특히 발목 내측 부근에서 자주 발생합니다.

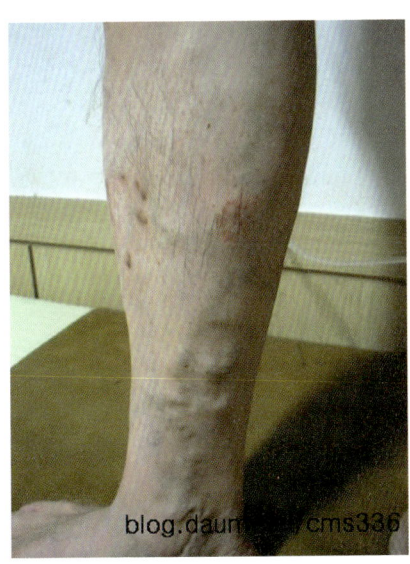 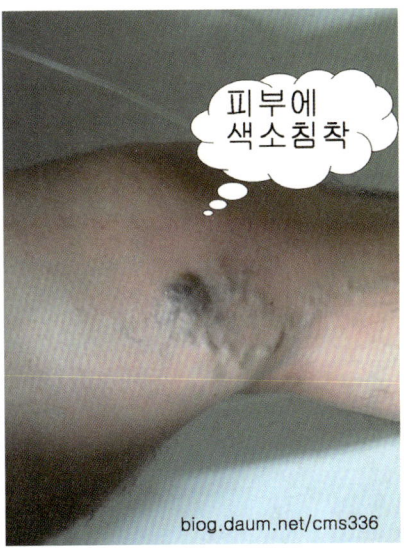

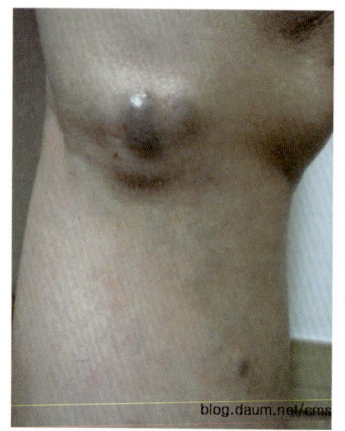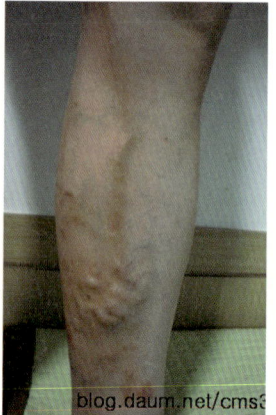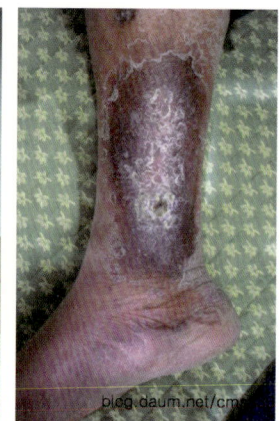

하지정맥류의 피부 합병증

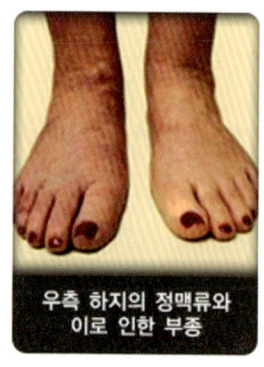

우측 하지의 정맥류와 이로 인한 부종

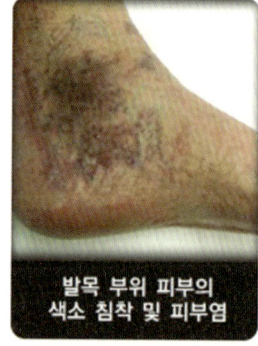

발목 부위 피부의 색소 침착 및 피부염

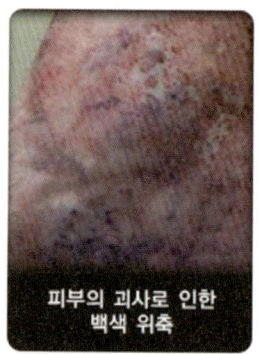

피부의 괴사로 인한 백색 위축

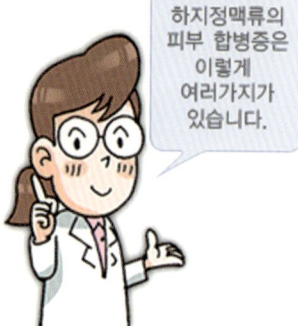

하지정맥류의 피부 합병증은 이렇게 여러가지가 있습니다.

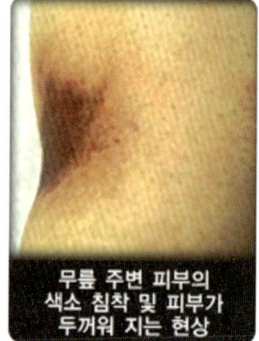

무릎 주변 피부의 색소 침착 및 피부가 두꺼워 지는 현상

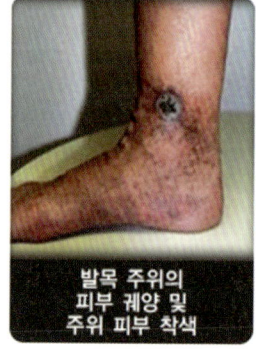

발목 주위의 피부 궤양 및 주위 피부 착색

8. 치료방법

정확한 진단 하에 적절한 치료 선택이 제일 중요, 원인 부위와 심한 정도에 따라 다양

1) 보전적 치료
  - 압박요법
  - 혈관경화요법

2) 수술적 치료
  - 보행정맥 절제술(부분 제거술)
  - 고위 결찰술 및 스트립핑(stripping; 발거술)
  - 정맥내 레이져 시술(EVLT)
  - 냉동수술기(cryosurgery) 수술법

9. 보전적 치료 - 압박요법

하지정맥류에 대한 가장 기본적인 치료는 정맥류용 압박 스타킹을 착용하는 것입니다. 압박 스타킹 단독으로도 치료 효과가 있으며, 경화요법이나 수술적 치료 후에도 보조적인 치료로 반드시 시행되게 됩니다. 또한, 임신 시에 발생하는 정맥류의 경우에는 이러한 압박 치료가 유일한 치료의 방법이 됩니다.

정맥류용 압박 스타킹은 일반적으로 저압력과 고압력으로 나누어지는데, 저압력은 발목 부위의 압력이 15~20mmHg 정도 작용하며 고압력은 30mmHg 정도로 압박을 하게 됩니다. 또한 정맥류용 스타킹은 발목 부위의 압력이 100%라면, 무릎 부위는 70% 정도, 허벅지 부위는 40% 정도의 압력이 작용하여 말초 부위의 혈관은 강하게 압박해주어 혈류의 순환을 도와주는 역할을 합니다.

하지만, 이러한 스타킹도 적절한 크기를 착용하지 않는다면 적절한 압력을 가하지 못해 치료의 효과가 떨어집니다. 거미모양의 정맥류의 경우는 15~20mmHg 압력의 스타킹으로도 증상의 호전을 기대할 수 있으며, 이보다 조금 더 굵은 혈관이거나 임신한 경우에는 20~30mmHg, 만성적인 정맥의 판막 기능 부전을 동반한 정맥류의 경우는 30~40mmHg 압력의 스타킹이 필요합니다. 하지만, 자신의 다리 크기에 맞지 않는 스타킹을 착용할 경우에는 적절한 압력을 가할 수 없고 정맥류의 분포에 따라 형태를 달리하여 착용할 수 있으므로 스타킹을 선택할 때에는 의료진과 상의 후 결정하는 것이 좋습니다.

이러한 정맥류용 압박 스타킹은 다리가 붓기 전인 아침 일찍 착용하며, 서 있는 자세를 더 이상 하지 않게 되는 저녁에 벗게 됩니다. 착용 시에는 주름이 잡히지 않도록 주의해서 착용을 하여야 하는데, 주름이 생길 시에는 압력의 분배가 역전되어서 주름의 아래 부위에서 다리가 더 붓게 되는 현상이 발생합니다.

한편 정맥 판막의 기능부전에 의한 역류가 존재하는 환자에서는 압박 스타킹이 증상을 호전시킬 수는 있으나 근본적인 치료가 될 수는 없습니다. 그러므로 하지정맥류가 있을 경우 임의로 스타킹을 사용하지 마시고 반드시 전문의와 상의를 통해 정확한 진단과 적절한 치료를 받아야 합니다.

한편 압박 스타킹 치료의 최대 단점은 압박감과 착용 시의 불편감, 더위, 피부 자극에 의한 접촉성 피부염 등으로 인해 환자 분들이 이를 꺼려한다는 것입니다. 그러나 적응이 되고 익숙해지는 경우에는 착용하지 않으면 오히려 허전함을 느낄 정도로 편해질 수 있으므로 어느 정도 초기 노력이 필요하다고 할 수 있습니다.

〈하지정맥류 치료에 사용되는 다양한 압박 스타킹〉

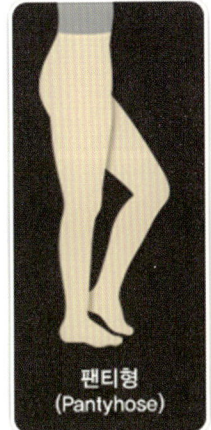
팬티형
(Pantyhose)

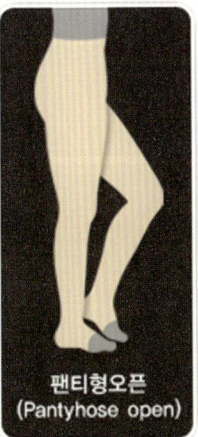
팬티형오픈
(Pantyhose open)

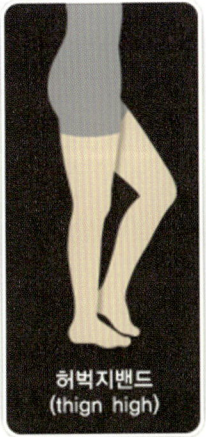
허벅지밴드
(thign high)

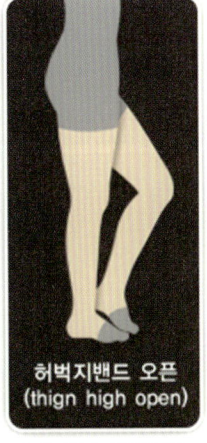
허벅지밴드 오픈
(thign high open)

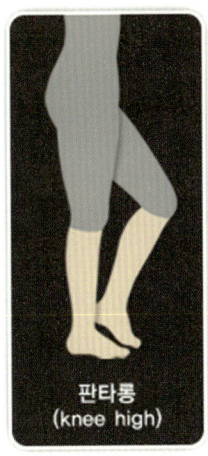
판타롱
(knee high)

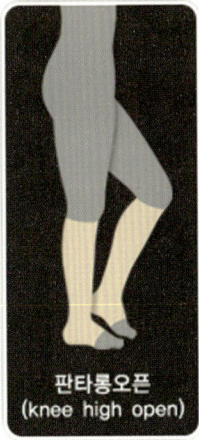
판타롱오픈
(knee high open)

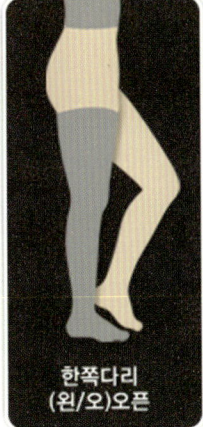
한쪽다리
(왼/오)오픈

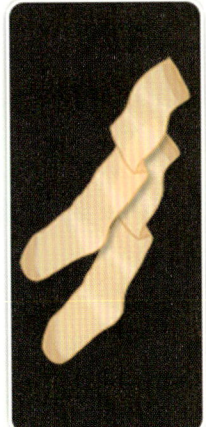

10. 보전적 치료 - 혈관경화요법

이 치료는 정맥류를 전문으로 치료하는 의사에게 작거나 중간 정도 크기의 정맥류에 경화제라는 정맥을 폐쇄시킬 수 있는 주사를 주입받는 것입니다. 경우에 따라서는 한 차례 이상의 주사가 필요할 수도 있으나 주사 후 몇 주를 경과하면 정맥류는 흐려지게 되며 마취나 입원 없이 시행되는 효과적인 치료입니다.

그러나 경화요법은 정맥 시스템을 완전히 변화시키거나 새로운 정맥류가 형성되는 것을 막는 것은 아니므로 추후에 재발할 수도 있습니다. 또한 굵은 정맥이나 정맥 판막 부전이 심한 경우에는 효과가 없을 수 있습니다.

1) 치료 과정

정맥류가 있는 부위에 대하여 충분한 검사 및 관찰을 시행한 후 다리의 정맥류 분포에 따른 지도를 그리거나 주사를 맞을 부위에 대하여 표시를 합니다. 물론 정맥 판막 부전에 의한 증상, 즉 부종이나 피부 변화, 궤양 등이 있는 경우에는 초음파 검사를 먼저 시행하여 이에 대한 진단을 합니다.

이외에 환자의 일반적인 증상 및 환자의 일반적인 의학적 정보를 취합하여 경화요법의 적정성을 평가합니다. 이 과정에서 가장 중요한 것은 의료진과의 적절한 의견 교환 및 치료의 목적을 정하는 것입니다. 상담 과정에서 여러분이 가지고 있는 궁금증이나 의문에 대해서 질문하시고 치료의 방향 및 목적에 대하여 충분한 공감대가 형성되어야 합니다.

치료로 인한 결과 및 위험성, 그리고 비용에 대하여도 충분한 논의가 이루어져야 합니다.

경화요법은 병원에 미리 준비되어 있는 편안한 복장, 주로 반바지로 갈아입은 후, 필요한 경우에는 적절한 형태의 보습제나 오일을 발라주기도 합니다. 일반적으로 마취는 필요하지 않으며, 치료 시간은 15분에서 45분 사이가 소요됩니다. 옷을 갈아입은 후에 우선 사진을 촬영하여 기록을 남기며, 진료실 침대에 누워서 필요한 부위에 소독을 시행합니다. 피부를 팽팽하게 잡아당긴 후에 경화제를 목표로 정한 정맥류 내로 주사하게 됩니다.

각 거미모양의 정맥에 대하여 1인치 간격으로 적게는 몇 번에서 많게는 수십 번까지 주사를 시행하며, 경화요법이 완료된 후에는 압박붕대로 강하게 압박을 하여 줍니다.

치료가 시행되는 동안, 여러분은 음악을 듣거나 의료진이나 동행하신 분과 대화가 가능하며 적절한 주사 시행을 위하여 자세를 몇 번 바꾸게 됩니다. 치료 과정 동안에는 바늘로 찌르는 느낌과 주사약이 들어간 후에 타는 듯한 작열감을 느낄 수 있으며, 치료 후 수일 동안은 다리에 부종이 생길 수 있습니다.

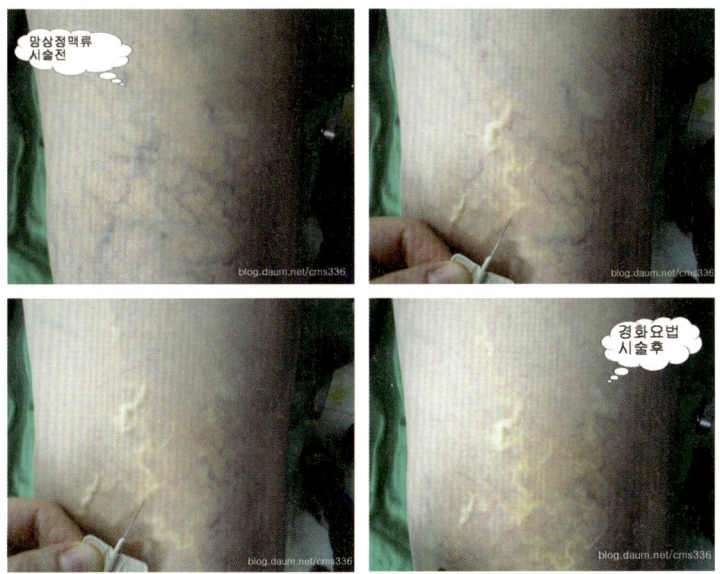

〈경화요법의 치료과정〉

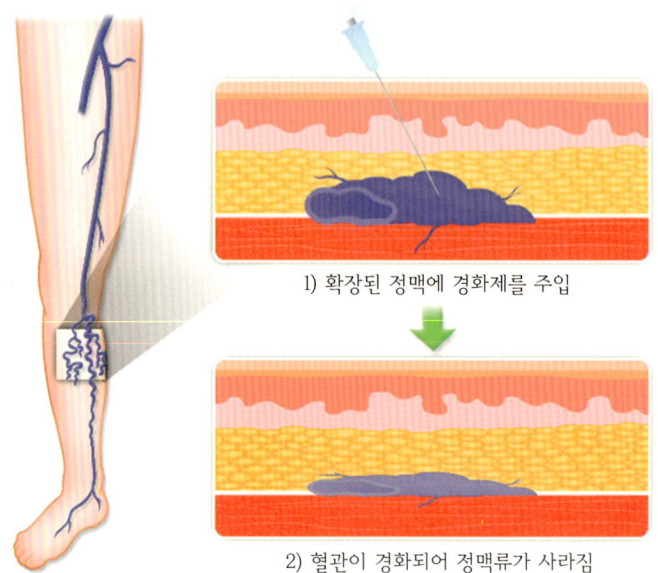

1) 확장된 정맥에 경화제를 주입

2) 혈관이 경화되어 정맥류가 사라짐

2) 주의사항
- 시술 후 압박 스타킹은 24시간 계속 착용
- 치료용 압박 스타킹 1주간 착용
- 시술 후 꽉 끼는 옷을 피하고 1시간 정도 걷기 운동
- 시술 후 다음날부터 샤워 가능
- 시술 후 2일 동안 음주와 심한 운동 삼가

3) 합병증
- 간혹 시술 당일 미세한 통증
- 멍, 물집형성, 피부박리 : 1~2주 후 자연 치료
- 주사 부의 색소 침착 : 대부분 2~3개월 후 소실
- 혈전 형성 : 단단하게 만져지거나 검게 보임
  6개월 내 대부분 소실

11. 수술적 치료 - CRYOSURGERY 시술

이 수술은 두렁정맥 또는 복재정맥이라고 부르는 하지의 표재성 정맥 중 가장 굵은 정맥을 수술로 제거하는 방법입니다. 이 수술은 정맥 판막의 부전에 의한 역류로 인해 발생한 정맥류에서 시행합니다. 두렁정맥은 굵은 정맥이지만 하지의 혈액 순환에는 심부 정맥이 더 큰 역할을 담당하므로, 심부 정맥의 기능이 정상이라면 제거를 하여도 무관합니다. 수술은 예전에는 일반적으로 척수마취 또는 경막 외 마취를 하여 실시하였으나 최근에는 전신수면마취를 하여 실시하며 정맥을 제거한 부위에서 피하 출혈, 즉 멍이 발생할 수 있습니다.

정맥의 제거에는 다양한 기구들이 사용되는데, 가장 보편적인 방법은 스트립퍼(Stripper)라고 불리는 철사를 정맥 내로 통과시키고, 이를 잡아 당겨서 두렁정맥 전체를 제거하는 것입니다. 최근에는 저희 병원에서도 사용하는 냉동수술기(cryosurgery)를 이용하여 기존 스트립퍼가 가진 수술 시간이 길고 수술 후 자국이 남는 단점을 개선할 수 있게 되었습니다. 통계상으로는 다른 치료 방법에 비해 두렁정맥 제거술을 시행 받은 환자에서 가장 낮은 재발율을 보이는 것으로 알려져 있습니다.

장점
- 피부절개 최소화로 미용적 결과 우수
- 당일 퇴원(시술 후 즉시 일상 복귀)
- 경제성 우수(시술비용저렴)
- 거미정맥류 및 무릎 이하 정맥류 시술 가능
- 정맥류 근본절제
- 전신수면마취

〈두렁정맥 제거술〉

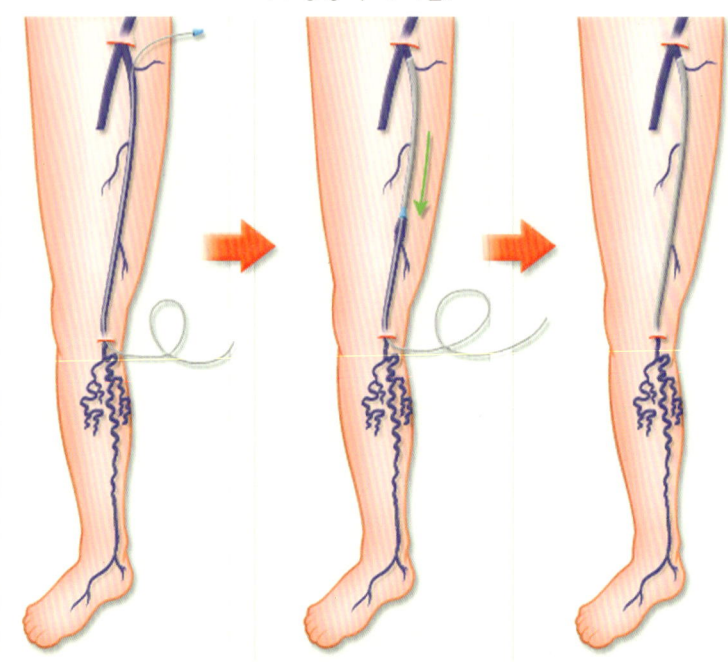

1) 제거할 정맥 속으로 철사(wire)를 삽입
2) 철사를 당겨 혈관을 벗겨냄(stripping)
3) 혈관(두렁정맥)이 제거된 상태

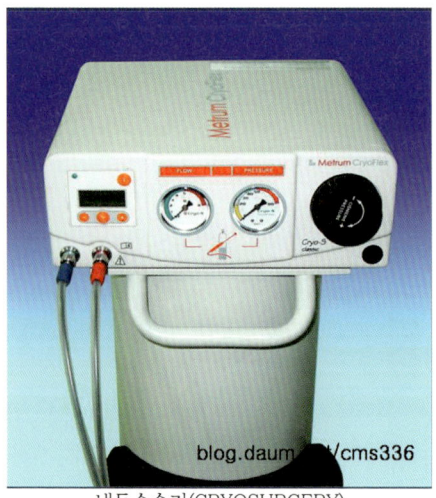

냉동수술기(CRYOSURGERY)

냉동수술기(CRYOSURGERY) 시술로 제거된 대복재정맥과 소복재정맥

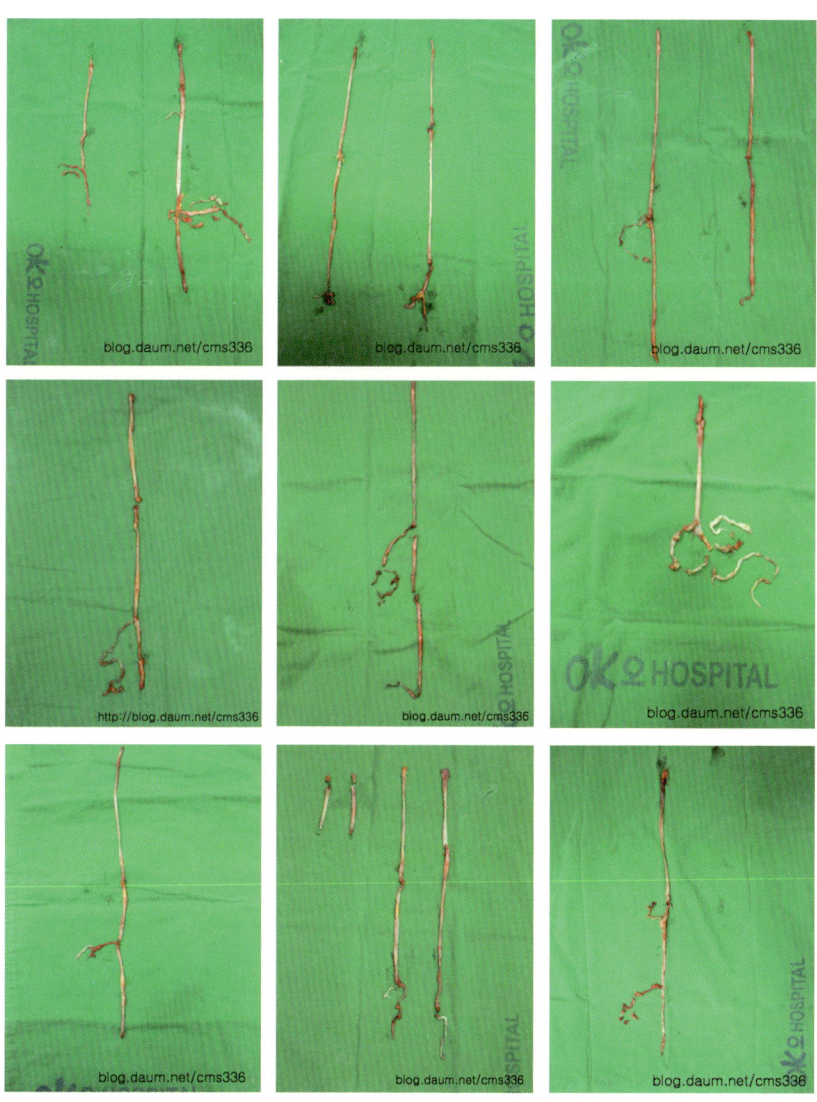

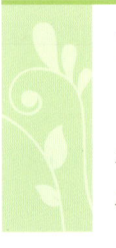

12. 수술적 치료 - DIOE LASER 시술

　레이저나 고주파를 이용한 정맥류의 제거술은 현재 두렁정맥 제거술을 대신하여 효과적인 치료로 각광을 받고 있습니다. 이는 두렁정맥이나 정맥류 내로 레이저나 고주파를 전달하는 케이블을 삽입한 후에, 열 에너지로 혈관내막에 손상을 줌으로 혈관을 수축 및 폐쇄시키는 방법입니다.

　이러한 레이저나 고주파를 이용한 정맥류 제거술은 부분 마취와 진정제를 이용한 수면유도만으로도 치료가 가능하며, 피하출혈의 가능성이 적어서 입원이 필요 없고, 수술 흉터도 발생하지 않는다는 점에서 그 매력과 장점이 매우 큽니다.

　그러나 심부정맥 혈전증 형성, 하지의 감각 신경 손상으로 인한 만성적 신경성 통증 유발 등의 합병증이 있을 수 있으며 드물긴 하지만 수축된 혈관이 띠 형태로 남아 있을 수 있고, 시술 후 정맥 폐쇄가 완전치 않을 경우 추가 시술을 필요로 하는 경우도 있습니다.

장점
- 주로 대복재 정맥, 소복재 정맥, 정맥류 혈관의 스트립핑 시술을 대신하여 사용
- 기존 수술과는 달리 무릎 부위의 한군데만을 2mm 가량 절개해 의료용 테이프를 붙이는 것만으로도 봉합
- 흉터가 거의 남지 않는다
- 당일 수술 및 퇴원
- 전신마취가 필요 없고 시술 후 바로 일상생활로 복귀 가능

〈레이저를 이용한 정맥류 제거술〉

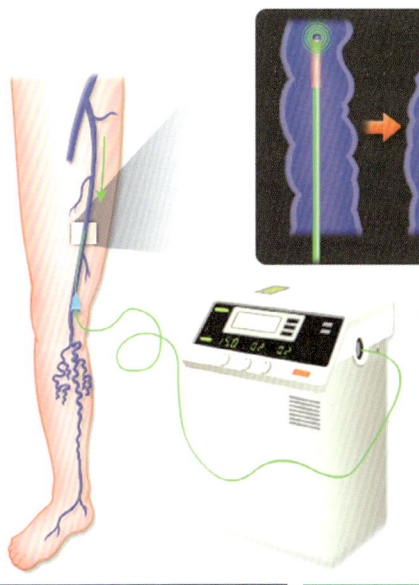

*정맥 내부에 레이저를 조사하여 혈관을 폐쇄시킴

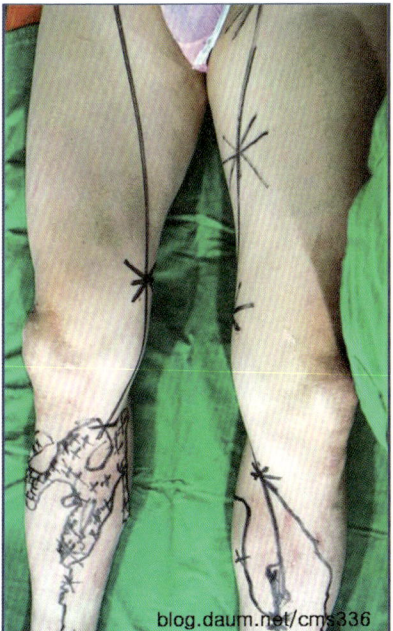

정맥 확인 후 표시

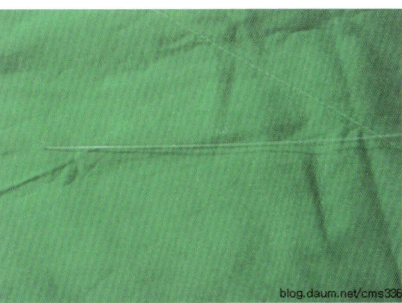

레이저 probe

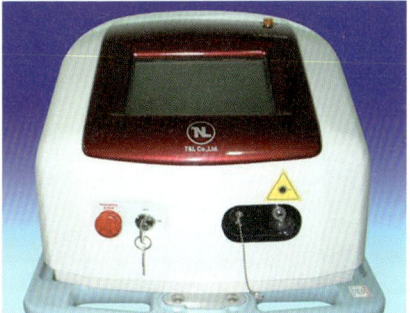

다이오드 레이저

하지정맥류란? **87**

13. 하지정맥류 베나실 치료의 장단점

하지정맥류의 기존 치료법

하지정맥이란 정맥혈관 안에 있는 판막에 문제가 생겨 위로 올라가야하는 정맥피가 올라가지 못하고 거꾸로 내려와서 생기는 정맥질환으로 치료법은 고장난 정맥혈관을 없애거나 막아주는 것이다.

1. 혈관경화요법
문제가 되는 혈관에 약물을 주사하여 혈관벽을 헐게하여 염증을 일으켜 정맥혈관을 폐쇄시키는 방법으로 이 치료법은 간단하긴 하지만 근본수술이 아니라는 단점이 있다.

2. 정맥발거술 또는 국소제거술
정맥혈관이 지나가는 부위에 작은 절개를 하여 그곳을 통해 고장난 혈관을 꺼내는 방법으로 이 치료법은 멍이 잘 들고 수술후 통증도 있으며 가끔 수술 후에 신경손상이 드물지 않게 발생하는 단점이 있다.

3. 레이져 치료법
혈관에 주사바늘을 통해 레이져 관을 삽입하여 레이져를 쏘아 넣어 혈관을 폐쇄시키는 방법으로 이 치료법은 능숙한 의사가 초음파를 보면서 국소 마취를 하여 치료하였는데 정맥발거술때보다 상처와 통증이 없는 장점이 있었으나 시술경험이 풍부한 의사가 해야된다는 점과 회복과정에서 당김현상이 발생하는 등의 불편함이 단점으로 있다

4. 고주파 치료법

레이저 시술 후 고열로 인한 통증이나 당김현상을 줄이기 위해 레이저보다 낮은 온도로 치료하기 위해 개발된 치료법이다.

레이져 치료보다 시술 후 통증과 당김현상이 많이 줄어들은 장점이 있지만 근본적으로 열을 가해 정맥을 폐쇄하는 방법이므로 혈관주변의 신경을 다치게 할 수있다는 점에서 레이져 치료법과 크게 다르지 않다고 할 수 있다.

새로운 치료법으로 등장한 베나실 치료법

기존 치료법들이 주류를 이루고 있을 때 2014년에 베나실 치료법이 새롭게 등장하였다.

2014년 미국에서 FDA 승인을 받아서 사용되기 시작했고 국내에는 2016년에 들어왔다.

베나실 치료법은 기존 레이져나 고주파 치료법들과 달리 열을 사용하지 않는다.

베나실이라는 약물을 혈관에 주입하면 혈액과 만나 바르게 굳어버리게 됨으로서 정맥 혈관을 폐쇄시키는 치료법이다.

장점으로는 열을 사용하지 않으므로 통증이 없고 혈관주변을 마취시킬 필요가 없다는 점과 그래서 시술 후 압박스타킹을 착용할 필요가 없다는 것이 편리하다.

별다른 부작용이 일어나지 않을 경우 환자도 편리하고 문제혈관이 바로 폐쇄되기 때문에 치료효과가 아주 높아서 각광받은 치료법이라고 할 수 있다.

베나실 치료의 단점은 시술받은 환자의 10~20%에서 가벼운 혈관염이 생길 수 있다는 점인데 그 부작용을 예측할 수 없다는 것이 베나실 치료법의 단점이 될 수 있다.

누구에게 얼마나 생길지를 모르는 상황에서 발생하였을 때 이유를 알수 없으므로 하여 치료방법 또한 뚜렷하지 않다는 것을 말한다.

그리고 기존 치료법들은 재발율에 대한 통계와 부작용에 대한 치료방법등을 알 수 있으나 베나실은 시술한지가 얼마되지 않아서 정확히 좋은 치료법이라는 평가를 내리기가 어렵다고 할 수 있다.

재발율 또한 아직 의구심을 가질 정도의 수준이기도 하고 재료비가 비싸서 시술비용이 고가라는 점 등이 단점이라고 할 수 있다.

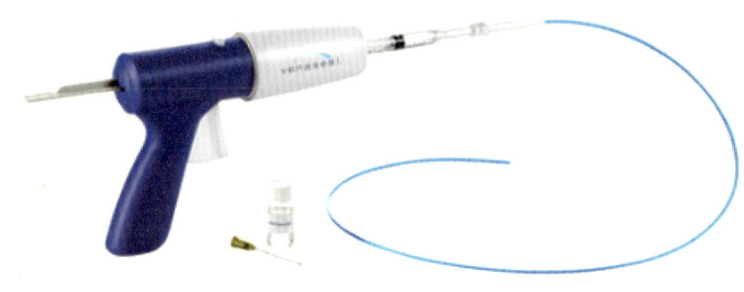

하지정맥류 치료법의 장단점

	레이져 시술	고주파 치료	냉동수술기	베나실
장점	*폐쇄율이 열로 인해 높은 편임	*레이져 수술에 비해 수술 후 편안함	*재발율이 가장 낮음 *비용이 저렴함 *수술시간이 짧음	*시술 후 불편감 없음 *신경손상 위험 없음

단점	*높은 온도로 인해 열손상 위험 있음 *신경손상의 위험 있음	*열 손상이 있을 수 있음	*멍이 들 수 있다 *신경손상의 위험이 약간 있다	*혈관염 발생위험 있음 *재발율을 알 수 없음 *비용이 고가
시술 적합할때	*정맥류 크기가 클 때 *혈관의 크기가 작을 때	*혈관이 크지않는 경우	*정맥류크기가 가장 클 때 좋은 시술법 *피하지방이 거의 없는 환자에게 좋다	*혈관이 구부러져 있은 경우 *빠른 효과가 필요할 때
시술이 부적합할 때	*혈관이 피부에 가까울 때 화상 위험 있음	*혈관이 매우 클 때	*모든 경우에 사용가능함	*대복제 정맥의 뿌리가 많이 확장되어있을 때

이러한 하지정맥류 치료법들의 장단점을 알아보고 베나실이라는 새로운 치료법 뿐만 아니라 환자 개개인의 상태에 맞는 적합한 치료법으로 결정하여 치료하는 것이 가장 좋은 치료법이라 할 수 있겠습니다.

14. 하지정맥류 복합치료란?

요즘 하지정맥류 수술법은 매우 빠르게 발전하고 있다. 하지정맥류만 전문적으로 하는 병원들이 많이 생기고 수술적 경험이 축적된 것도 있지만 다양한 수술기구와 진단기구의 발전이 더 크다고 할 수 있겠다.

하지정맥류 복합치료란 원인, 증상, 진행이 다양함으로 다양한 치료 방법을 환자 개개인의 특성을 고려하여 선택하되 한 가지 방법만이 아닌 혈관의 상황에 따른 여러 수술법을 복합적으로 적용하는 수술법이라 할 수 있겠다.

현재 대표적으로 사용되는 냉동수술과 레이져 치료 및 혈관경화요법을 적절하게 사용하여 수술 후 재발율을 낮추고 통증 및 시술시간 등을 줄여 최선의 결과을 얻는 수술방법을 말한다.

냉동치료(cryosurgery)란 허벅지 안쪽에 위치한 대복재정맥이나 장딴지 뒤에 위치한 소복재정맥의 역류에 의해 생긴 하지정맥류의 경우, 정맥류의 원인이 되는 접합부를 직접 찾아 완전하게 결찰하여 역류를 막고 기존의 치료법과는 달리 냉동치료기를 이용하여 정맥류를 제거하는 하지정맥류의 수술방법이다.

장점은 정맥류 재발을 줄일 수 있는 방법이다. 거의 없다고 할 수 있다. 다른 수술방법에서 발생하는 혈관주위 신경손상으로 인한 부작용을 줄인다. 단점은 작지만 2㎜내외의 작은 절개가 필요하다.

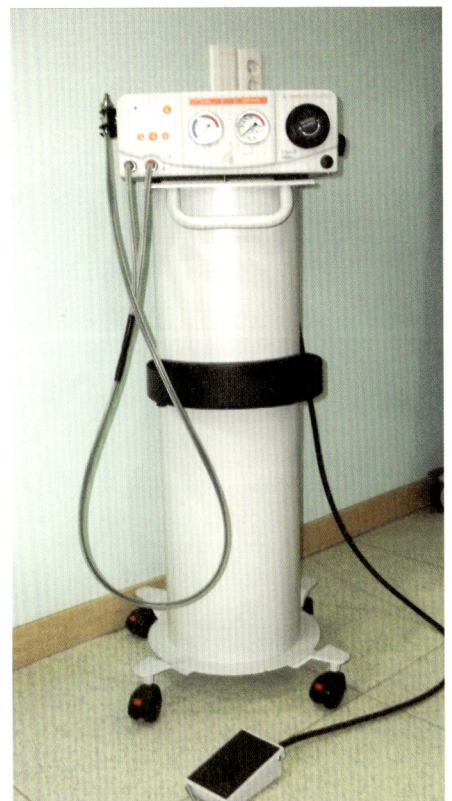

냉동수술기

혈관 내 레이저 치료(Endo-venous Laser Treatment, EVLT)란 머리카락 굵기의 광섬유를 문제가 있는 정맥 내에 넣어서 혈관내벽에 레이저를 직접 조사하는 방법이다.

장점은 편안하게 시술 받을 수 있고 통증을 줄여 빠른 회복이 가능하다. 단점은 재발 가능성이 있다. 너무 많이 진행된 정맥류나 구불구불 늘어난 부위는 치료가 힘들다.

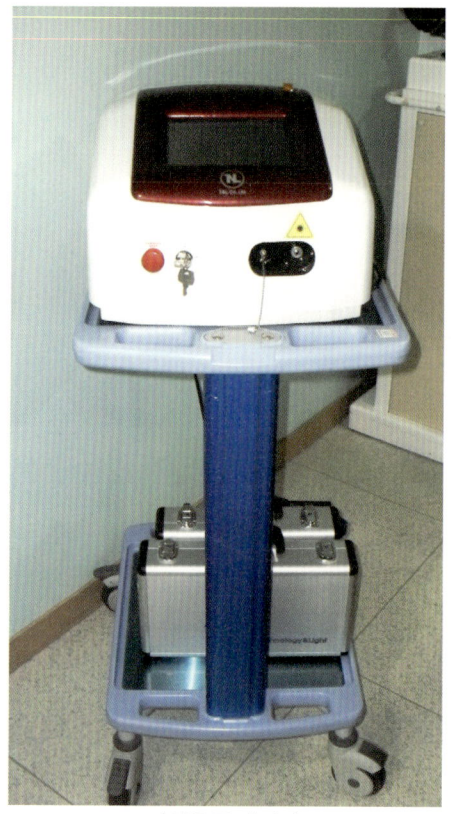

다이오드 레이져

혈관경화요법(Sclerotherapy)은 그물 모양 정맥 그리고 아주 가는 거미줄 모양 혈관의 치료에 주로 이용하는 방법이다. 가는 주사기를 통해 혈관 내벽을 굳게 만든 약물을 주입하고, 압박 스타킹을 착용하여 혈관의 내벽을 유착시키는 방법이다.

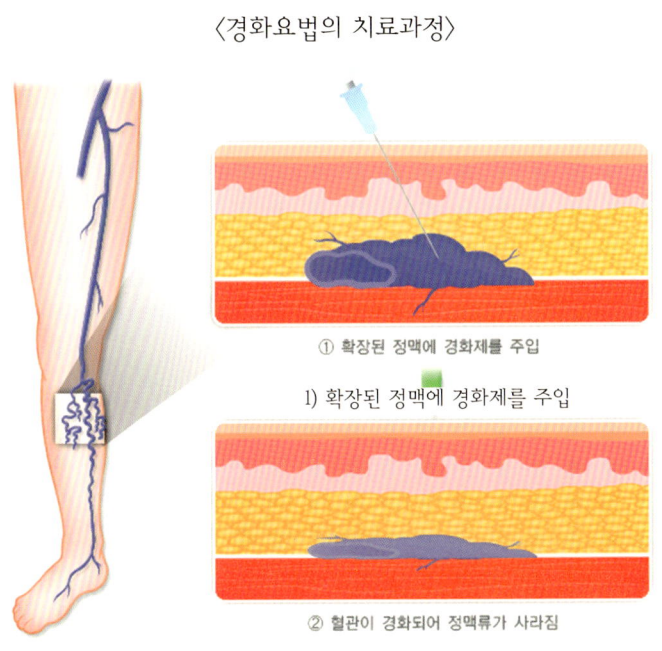

〈경화요법의 치료과정〉

① 확장된 정맥에 경화제를 주입

② 혈관이 경화되어 정맥류가 사라짐

장점은 모든 타입의 모세혈관에 적용이 가능하다. 단점은 사용량에 제한이 있다. 치료 후 혈관이 굳어가며 통증이 유발될 수 있고 이를 위해 바늘을 이용한 혈전 제거술이 필요하기도 하다. 치료 후 혈관을 따라 짙은 착색과 함께 다른 모세혈관 확장증이 발생하기도 한다.

따라서 한 가지 방법만이 아닌 혈관의 상황에 따른 여러 수술법을 복합적으로 적용하는 것이 가장 효과적이라 할 수 있다.

15. 수술 전 후

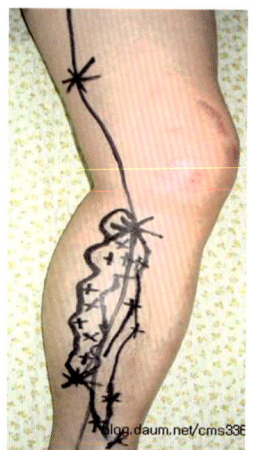
레이저수술 1

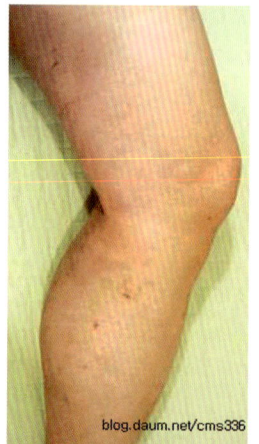
레이저수술 1
1개월 후

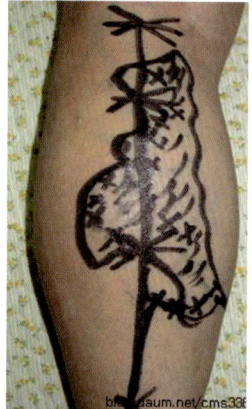
레이저수술 2

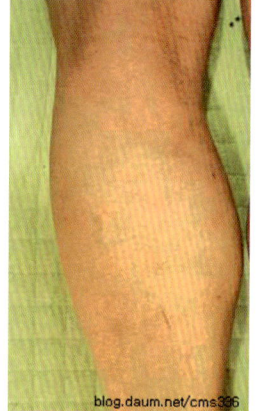
레이저수술 2
2개월 후

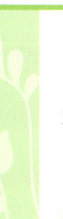

16. 치료절차와 유의사항

치료 시 일반적 절차

진찰 및 상담 ▶ 초음파 검사 ▶ 진료방법 결정 및 예약

치료 전 유의사항
- 과거병력 : 병이나 수술 경험
- 출혈성 질환/당뇨병/폐결핵/천식 고혈압/심장병/간질/간염 등
- 과거 마취시의 경험
- 출혈성 소인
- 현재 복용 중인 약

수술 후 처치
- 시술 후 탄력붕대로 감고 의료용 압박스타킹 착용
- 시술 직후 한 시간 이상 보행(혈전 예방)
- 탄력붕대는 1일 후 제거
- 압박스타킹은 1주 착용
- 치료 후 2주 금주
- 수술 3일 후 샤워 가능, 2주 후 목욕 가능
- 통증은 약물복용으로 대부분 좋아짐
- 피부의 멍은 2~3주 내에 사라짐
- 일시적 피부 감각 이상은 수개월내 회복
- 발 주위 일시적 부종은 없어짐
- 남은 작은 정맥류는 혈관경화용법으로 치료

17. 하지정맥류 예방법

인간은 직립 보행을 하는 존재이기에 정맥류를 완벽하게 예방하는 방법은 없습니다. 그러나 순환과 근육의 긴장도를 향상시키면 정맥류 발생의 위험을 줄이고 증상을 호전시킬 수 있습니다.

1) 운동
다리를 움직이는 것, 즉 보행은 종아리 부근의 근육의 수축 운동으로 혈액 순환을 도와주게 됩니다. 다만, 역기를 드는 것과 같은 근력운동은 복압을 상승시키어 오히려 정맥류를 유발하거나 악화시킬 수 있다는 점을 유념하십시오.

2) 체중 조절
불필요한 체중을 감량하는 것은 정맥에 압력을 낮추어 주는 역할을 하여 정맥류에 도움이 됩니다. 또한 변비는 복압을 상승시켜 정맥류와 이와 유사한 질환인 치질을 만들기 때문에 식이섬유가 많이 든 음식을 섭취하는 것이 도움이 됩니다.

3) 의복
높은 굽, 하이힐 등의 신발은 피하는 것이 좋습니다. 낮은 굽의 신발이 종아리의 근육을 좀 더 운동하게 도와주기 때문에 정맥 순환에 도움이 됩니다. 허리나 골반 주위에 꽉 끼는 옷을 입으면 표재성 정맥 순환을 방해하므로 정맥류를 발생시키거나 악화시킬 수 있습니다.

4) 다리 올리고 있기

쉬는 시간에 다리를 높이 올려놓는 것은 다리의 부종을 감소시키고 정맥의 순환을 촉진시키는 작용을 합니다. 정맥류가 있거나 다리가 자주 붓는 경우에는 누워서 쉴 때도 베개를 2~3 개 사용하여 다리를 올리고 있는 것이 좋습니다.

5) 장시간 서 있거나 앉아 있는 것을 피하기

자세를 변화시키고 하지의 근육의 수축과 이완을 반복하는 것이 혈액 순환에 도움이 됩니다. 적어도 30분의 한 번 정도는 움직이는 것이 좋으며, 앉아 있을 때도 다리를 꼬아서 앉지 않도록 하십시오.

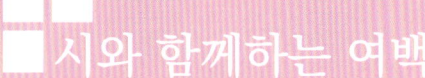
시와 함께하는 여백

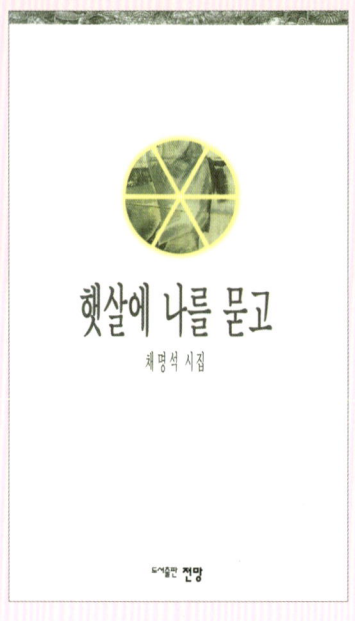
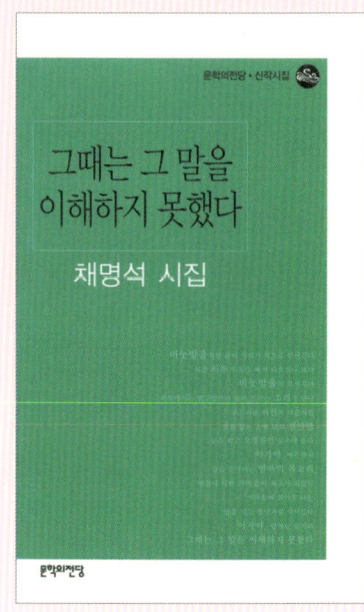
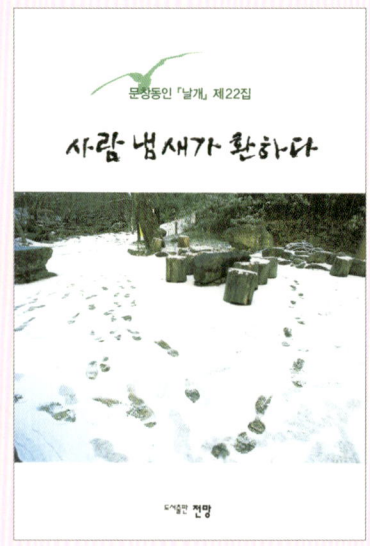
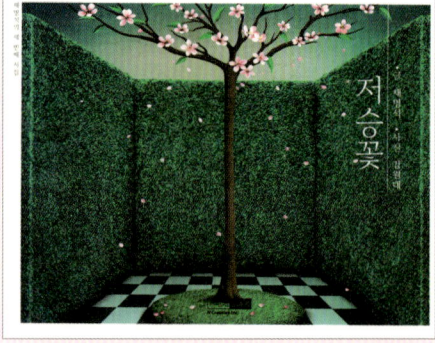

시와 함께 하는 여백에 실린 시들은
채명석 원장이 1999년에 출간한 첫 시집 『햇살에 나를 묻고』와
2010년 출간한 두 번째 시집 『그때는 그 말을 이해하지 못했다』,
2019년 출간한 세 번째 시집 『저승꽃』 외에
그의 시가 수록된 책들에 있는 시를 모아놓은 것입니다.

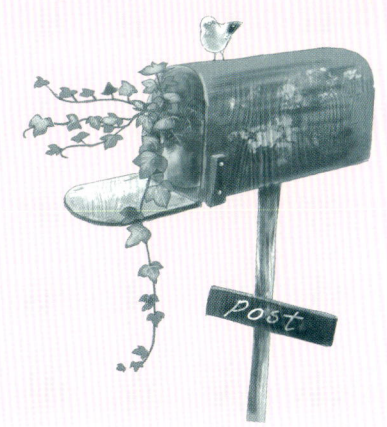

겨울에 쓰는 편지

겨울쯤엔 기다림을 키우지 않고
그렇게 살고 싶다
그쯤엔
기다림도 키우는 게 아니라
한없이 눈 내려
순백이라고도 말 할 수 없는
그런 말이 되게 하고 싶다
겨울쯤엔
기다림 속과
기다림 곁에
다 두툼한 외투를 걸치고
서로의 마음에 내리는 눈처럼
기다림도
그냥 고요히 쌓이게 하고 싶다
시간의 뒤축에 기대어
겨울쯤엔 그렇게
기다림과 함께 살고 싶다

밥

바-압하고 말해보라
톱니처럼 어금니가 꽉 물릴 것이다
'밥' 하고 말할 때마다
밥알이 으깨진 것처럼 입 안에 고인다
어미가 아이에게 젖을 물리듯
'밥' 하고 말하는 순간, 입 안에 차려지는 밥상
허기져 '밥' 하고 말할 때마다
제 몸을 으깨고 자신을 지우는
밥알,
어미는 밥알 주렁주렁 달린 이팝나무였다
'밥' 하고 말하면
가슴에 늘 고봉밥을 차려주었다
먹고 먹어도 젖꼭지를 내미는, 그 한없는 모성애
이제 지상에는 어미의 이팝나무가 없다
'밥' 하고 말할 때마다
가슴에 눈물이 고이는 것은
수없는 그리움이 밥알처럼 으깨지기 때문이다

자전거가 눕다

버스정류소 앞
먼지를 뒤집어 쓴 자전거
평생 늦추지 않았던 긴장을
허리에서 풀어 버리고
질펀하게 드러누웠다

지문이 지워진 바퀴
달리는 것만이 전부인 줄 알았던
저 외골수
펑크 난 세월 추스르며
바퀴 속으로 바람을 부른다

달리는 것밖에 몰랐던 내 아버지도
한번쯤은 저렇게 드러누워
쉬고도 싶었으리라

염을 당한 사내처럼
자전거는 누워있다

익상편(翼狀片)

눈에도 군살이 생긴다는 것을
안과에 가서 알았다
열여덟에 시집 와
부뚜막에 앉아 눈물로 씹었다는
가마솥 바닥에 눌어붙은 보리밥
너희 집에 가거든 꼭 쌀밥다오
보리만 봐도 징그럽다
징그러운 것이 보리밥뿐이었겠는가
어미 몸에 난 마른 풀
뜯어먹기 여념이 없는 자식들
이제는 늙고 지친
묵직한 침묵으로 죽음을 기다리는
어미의 눈물 지난 길
안과에 가서 보았다

저승꽃

단지뚜껑을 열고 보니
고추장 위에 백태가 가득하다
옆에 있던 어머니,
그게 꽃이란다
잘 익어 생긴 맛난 꽃이라고 하신다
몸 삭혀 꽃을 피운
발효의 시간
나는 누룩곰팡이였다
아직도 늙은 손으로 내 가슴 쓸고 지나는
어머니, 얼굴
꽃처럼 핀 세월을 보며
이제야 꽃 속에도 울음이 있음을 안다
한세상 건너는
저승꽃
맛난 흙냄새를 맡는다

밤, 몰운대에서

하루의 끝자락을 바라보고 싶다면
마음에 의자 하나를 놓고 그곳에 가보라
물컹물컹한 어둠에 입을 맞추고
사랑하듯 오랫동안 숨을 멈춰보라
켜켜이 쌓인 모랫뻘 울음과
질긴 목숨의 흔적 같은 뻘구멍
눈 멀고 귀 먹고 입조차 문드러진 폐선처럼
울음바다에 몸을 띄워 노를 저어보라
등대처럼 슬픔은 길을 인도할 것이다
햇살이 어둠을 거둘 때까지
밀물처럼 찾아드는 고요 속에서
먼 바다를 바라보는 빈 벤치에 앉아보라

밤나무, 그늘 아래

가시를 왜 세웠을까
나는 단지 그늘에 들길 원했을 뿐인데
가시에 찔린 손등에 피가 난다
고개를 들어 보니
가시를 세운 밤송이들이
시위를 떠날 화살처럼 가지를 팽팽하게 당기고 있다
가지는 화살이 되어 가슴에 꽂힐 수 있다는 것을 알았던 것일까
뜻없이 뱉었던 말이
화살이 되어 가시처럼 박히듯이
밤송이는 내 손등을 찔렀다
살면서 나는 얼마나 가시를 세워
내 그늘에 든 사람을 찔렀을까

당산나무에 깃든 생각

 행정이라는 동네어귀 정자 옆에는 커다란 나무가 한 그루 있었다 사내아이는 숨바꼭질로 하루해를 삼키며 나무 냄새에 흠뻑 젖었던 날엔 꿈을 꾸었다 달빛에 배부른 저녁의 별들은 따뜻해 보였다 따뜻한 풍경에 젖은 나는 별무리를 쫓다보면 나무에 오르듯 하늘을 올라가고 있었다 별은 언제나 아스라한 나무 꼭대기 같았다 가까이 가다가다 꿈이 깨이면 난 맑은 눈 허수아비 같은 아이가 되었다 나뭇잎 비비는 소리가 가슴 가득했었다 나무는 참한 표정으로 내려다보고 있었다

 사십의 골마루를 지나는 사내아이는 그 냄새를 잊어버렸다 그 기억 끝까지 달아나 있었다 가끔씩 꿈을 꾸면 매달렸던 따뜻한 풍경들 모두 낙엽져 나무는 앙상해져 있었다

숲

불이 난 산에 가보라
막연하게 생각했던 것들이 명확해진다
불에 사라진 것들이
숲이었다
바람이 불면
서로가 있어 바람막이가 되었고
숲이라는 이름을 얻을 수 있었던,
서로가 서로에게
의미가 되었던
혼자는 나무였지만
서로는 숲이었던
불에 탄 산에 가보니
아직 숲이 뭔지도 모르는
어린 나무들이
바람에 세차게 흔들리고 있었다

나는 산을 내려와
사람의 숲 속으로 걸어갔다

목욕

늦은 밤
비눗방울처럼 몸이 샤워기 쪽으로 휘어진다
지친 하루가 몸을 빠져 나오려나 보다
비눗방울이 부서지며
피부에서는 땀구멍마다 숨이 트이는 소리가 난다
부드러운 여인의 혀끝처럼
몸을 핥는 소멸 뒤의 편안함
눈을 감고 오랫동안 물 속에 든다
아가야, 따뜻하지
등을 토닥이는 엄마의 목소리
명절이 되면 가마솥이 욕조가 되었다
가마솥에 쏟아진 나는
밥을 짓듯 쌀알처럼 익어갔다
아가야, 밥처럼 살거라
그때는 그 말을 이해하지 못했다
밥이 무엇인 줄 몰랐다
목욕을 하다가
밥을 씹는다, 비눗방울처럼 쌀알이 으깨진다
가마솥에서 엄마는
설익은 나를 뜸 들이셨던 것이다
맛있는 밥처럼 살라고
밥같이 살아야겠다는 생각이
혈관을 따라 물줄기처럼 번진다
몸 온 구석이 따뜻해 온다

강대나무 아래

외딴 버스 정류소
선 채로 말라죽은 나무 아래
저물녘 누워 있는 것을 보라
가죽만 남은 등뼈 묵직한 눈빛 늙은 개
그림자 가만히 덮고 누워
죽음으로 야문 나무의 뼛속
뗏 소리를 듣는다

나를 실어갈 차는 오지 않고
앞선 죽음이 죽음을 토닥이는
생의 저물녘 붉은
수의를 덮고 세상은 고요하다

나무의 그늘이 늙은 개를 쉬게 하듯이
노을이 죽음을 훑고 지나간다

※강대나무-선 채로 껍질이 벗겨져 말라 죽은 나무

틀니의 저녁

탁자 위 하루를 물어뜯었을 틀니는 등 굽은 채 누워 있고 병상에 웅크린 할머니는 틀니처럼 고요하다 잇몸도 틀니도 아무 것도 물지 않아도 되는 이 저녁 시간도 질긴 힘줄을 풀어버린 아무것도 물어뜯지 않아도 되는 이 시간 새근거리고 잠든 할머니 바라보며 내 종일 물어뜯었던 것들을 순한 잇몸으로 잘근거려본다

하루가 간다

막차도 떠나고 의자는 혼자 남는다
집으로 들어간 비둘기는 평온하고 그럴수록 광장은 스산하다
눈으로부터 도망 와 대합실 안에
들어서면 매표소 꺼진 불빛은 침묵 속에서 더 고요하고
버려진 차표처럼 더 이상 갈 곳이
없는 사람들은 가자미처럼 뒤집어져 있다
풀린 눈을 껌벅이며
다시 올 기차와 아침을 기다리며
겹겹이 입어도 시린 시간 속으로 제 몸을 구겨 넣는다

골다공증

빙판길에 넘어져 찍은
X-ray에 보이는 금이 간 등뼈
검은 하늘 부러진 비문 같다
숭숭 내가 헤집어 놓은 구멍이 수없다
그리움도 서러움도
사랑도 미움도 벗어놓고
무겁고 불편한 오늘을 놓아버리라는
자식 눈물에
어머니 등뼈에 또 바람 든다

자반고등어

지난 물결 문신처럼 촘촘히 새기고
한 줌의 소금을 가슴에 품고
가시로 수없이 제 몸을 찔렀을
석쇠 위, 너
삶이란
유영하면서도 결코 이런 것이 아니라는 것을
너는 이미 알았던 것이다
등을 쫙 가르고
배인 짠물을 뱉어내며
석쇠 위, 당당히 불의 강을 건너
제 몸을 잘라
누군가의 허기를 채운 너

밥상 위, 흩어진 가시들
내 삶의 한 구석을 찌른다

등대

무릎에 턱 괴고 웅크린 채
그대 생각에 잠긴다

그대 보이시나요
당신의 바다에 잠긴 채
무릎 섬 위
깜박이는 등대,

등대는 평생
한 곳만 바라본다지요

신발

눈 소복하게 쌓인 처마 밑
배를 납작 붙인 개처럼 정해진 자리에만 가만히 앉아 있는 신발
뒤꿈치에 굳은살이 자리 잡는 동안
뭉개고 짓눌러도 끝까지 감싸주던 신발
발이 빠져나가자마자 늙어버린 개처럼 풀썩 주저앉아있다
발이 오기를 묵묵히 기다리며
발이 남기고 간 발자국을 지치도록 쳐다보고 있다

사흘

사흘은
한사람을 그리워하며 목 놓아 울기에 충분한 시간이고
파노라마 같은 생을 천천히 다시 보기에 짧지 않은 시간이고
탁본처럼 가슴에 새겨진 얼굴을 지우기에 적당한 시간이다
장례식장 광고를 보다 사흘을 생각한다
만약 이 순간 생을 마감한다면
가족들은 '3일장'이라고 적힌 부고를 초대장처럼 돌릴 것이다
손님들은 없는 주인을 생각하며
푹 삶아진 수육에 생을 양념처럼 얹어서 우적우적 넘길 것이며
생에 대한 미련들은 쓴 소주처럼 가슴을 타고 넘을 것이다
사흘, 짧지도 지겹지도 않은 시간
그 사흘 동안 먼지처럼 사라질 것이다
사흘은
반송되지 못하는 우편물처럼 남을 것이다

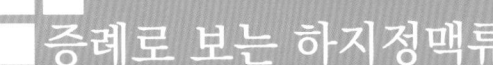 증례로 보는 하지정맥류

증례 1 합병증
다리에 피부염이 생겼어요 - 58세, 여자

주호소와 증상 좌측 하지돌출, 피부염

직업 미용사

신장 체중 160cm, 65kg

출산경험 2회

과거병력 특이사항 없음

가족병력 어머니 정맥류

현재병력 28세 때 첫 아이 임신 중 왼쪽 하퇴 전면부에 정맥류가 나타났다. 출산 후 지속적으로 서서히 줄어들어 그대로 방치해 두었다. 직업상 하루 종일 서서 일을 한다. 2년 전부터 정맥류가 심해지기 시작했고 무릎 근처 피부에 색소침착 및 피부염이 생겨 피부과 방문 후 소개로 본원에서 진료를 받았다.

현재증상 초진 시 왼쪽 하퇴 무릎 안쪽 부위에 색소침착을 동반한 피부염이 보였다.(그림 1)

그림 1

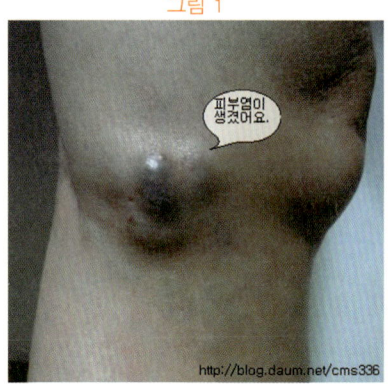

검사소견 듀플렉스 혈관초음파 검사상 대복재 중심정맥 역류가 확인되었다.(그림 2) 무릎 밑 대복재정맥 관통지가 확인되었다.(그림 3)

그림 2
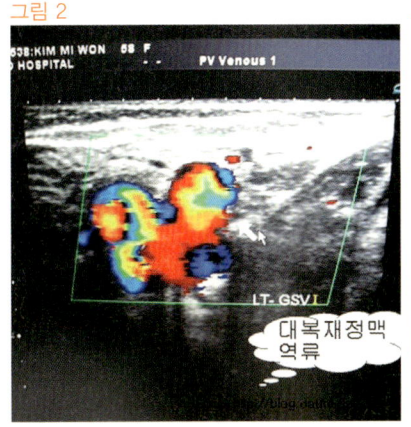

그림 3
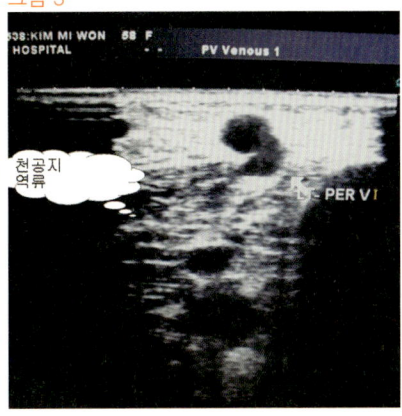

치료 듀플렉스 혈관초음파로 이용 수술 전 정맥류를 표시하고(그림 4), 전신수면마취 하에 냉동수술기(cryosurgery)를 이용하여 좌측 대복재정맥 발거술을 시행하였다.(그림 5) 무릎 밑에 있는 분지는 27G 나비침을 이용하여 경화요법(3% fibrovein사용)을 실시하였다.

그림 4
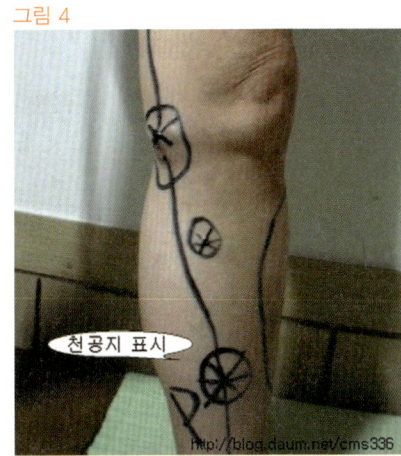

그림 5
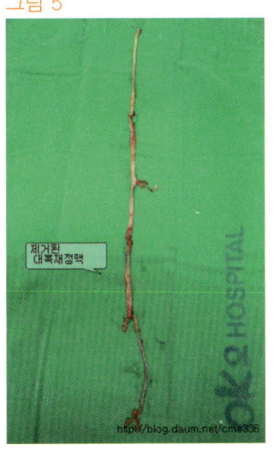

경과 수술 후 다음 날 압박 붕대를 제거하였다. 압박스타킹은 1주간 착용하도록 하였으며 수술 1주 후에 내원하여 경화요법을 실시한 부위에 생긴 혈전을 제거하였다. 3개월 후 무릎 근처에 생긴 피부염은 좋아졌다.

증례 2 합병증

피부과에 다녀도 낫지를 않아요 - 58세, 남자

주호소와 증상 하지돌출, 합병증(피부염)

직업 전기공

신장 체중 178cm, 77kg

출산경험 (-)

과거병력 특이사항 없음

가족병력 없음

현재병력 20세 때부터 우측 하지에 정맥류가 나타났다. 돌출된 정맥류 외에는 다른 증세가 없어 별다른 치료 없이 지내다 3년 전부터 시작된 다리의 피부염으로 치료 받았으나 호전이 없어 내원하였다.

현재증상 초진시 오른쪽 발목 위쪽에 고도의 정맥류가 보였다.(그림 1)

그림 1

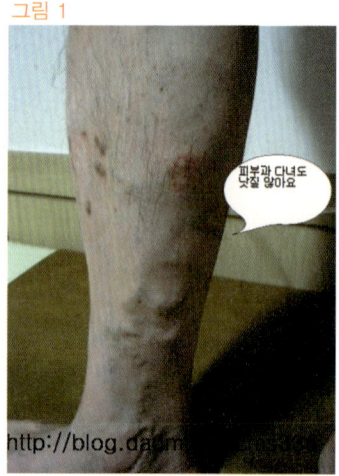

검사소견 듀플렉스 혈관초음파 검사상 우측 대복재정맥부전이 확인되었으며,(그림 2) cotkett천공지 부전이 확인되었다.(그림 3)

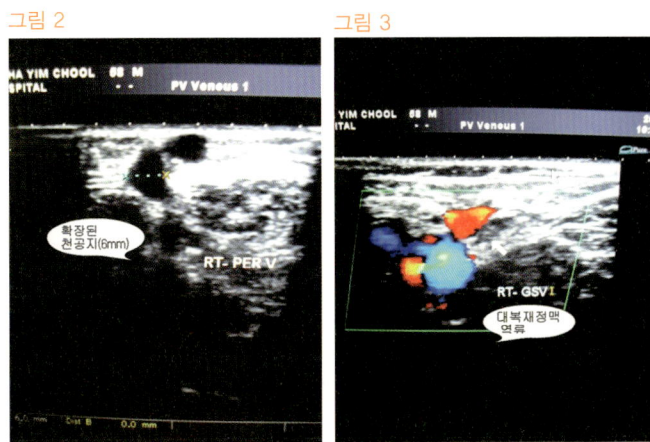

치료 듀플렉스 혈관초음파로 이용 수술전 정맥류를 표시하고(그림 4), 전신 수면마취 하에 냉동수술기(cryosurgery)를 이용하여 우측 대복재정맥 발거술을 시행하였다.(그림 5) 무릎 밑에 있는 분지는 27G 나비침을 이용하여 혈관경화요법(3% fibrovein사용)을 실시하였다.

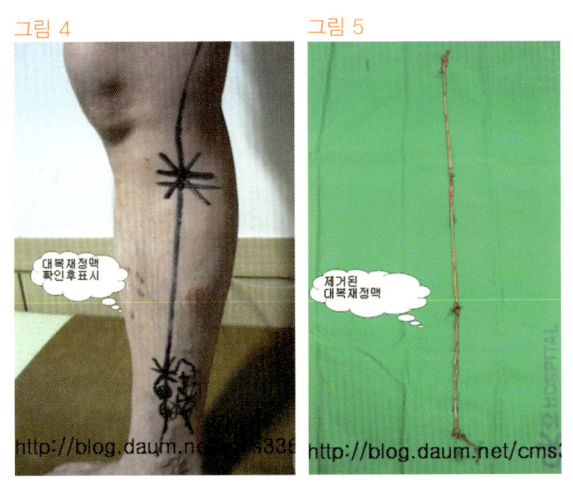

경과 수술 후 1주간 압박스타킹 착용을 원칙으로 하였다.
1개월 후 정맥류는 보이지 않았으며 피부염도 완화되었다.

증례 3 합병증

다리에 색깔이 변했어요 - 57세, 남자

주호소와 증상 하지돌출, 피부염

직업 전기공

신장 체중 170cm, 70kg

출산경험 (-)

과거병력 특이사항 없음

가족병력 아버지, 동생 정맥류

현재병력 20세 때 군대 가서 정맥류가 나타났지만 혈관이 튀어나온 것 외에 별 증세가 없어 방치해 두었다. 최근에 다리에 피부염이 생겨 피부과에 치료를 계속 받았으나 호전이 없이 지내다가 정맥류 때문이라는 소리를 듣고 내원하였다.

현재증상 초진시 좌측 하지에 정맥류가 보였고 발목 위쪽에 혈관염이 있었다. (그림1,2)

그림 1

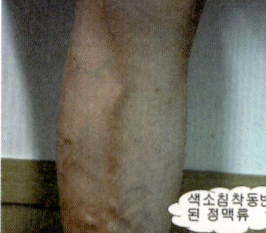

색소침착동반 된 정맥류

그림 2

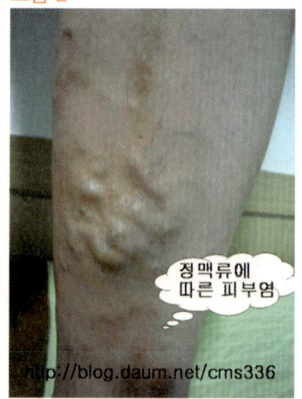

정맥류에 따른 피부염

검사소견 듀플렉스 혈관초음파 검사상 좌측 대복재정맥 부전(그림3)이 확인되었고, cockett관통지 정맥류의 역류가 확인되었다.(그림4)

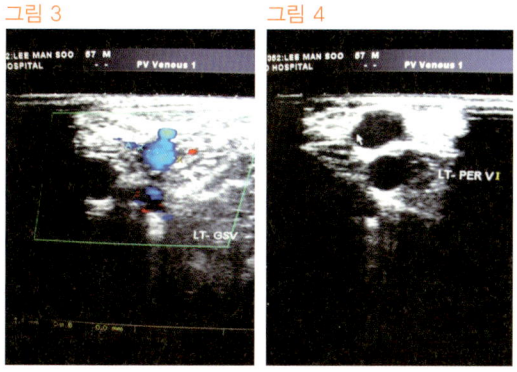

치료 듀플렉스 혈관초음파로 좌측 대복재정맥 및 관통지를 확인하여 표시하였다.(그림5,6) 전신수면마취 하에 대복재정맥 고위결찰술을 시행하고 냉동수술기(cryosurgery)를 이용하여 정맥을 제거하였다.(그림7) 압박스타킹은 1주간 착용시켰다.

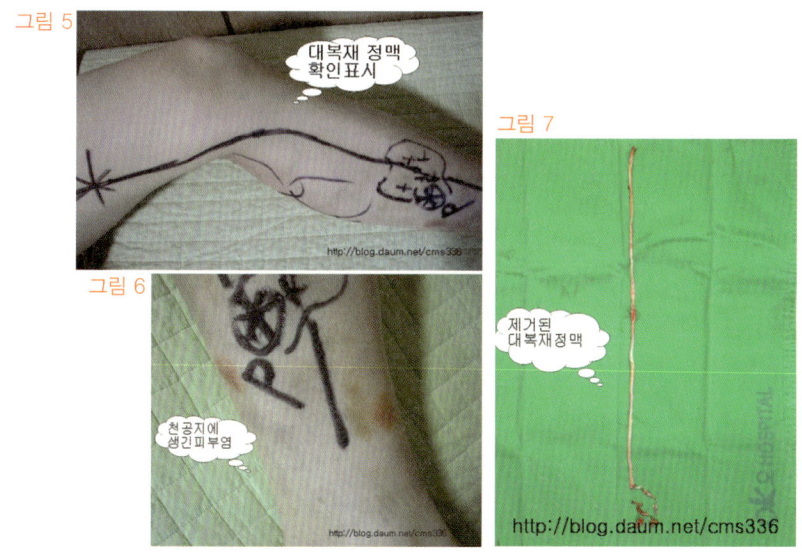

경과 수술 1개월 후 정맥류는 완전 소실되었으며 발목 위에 생긴 피부염도 색소 침착이 약간 남아 있는 것 외에는 좋아졌다.

증례 4
밤에 쥐가 나요 - 61세, 여자

주호소와 증상 하지돌출, 하지동통

직업 주부

신장 체중 165cm, 60kg

출산경험 2회

과거병력 특이사항 없음

가족병력 없음

현재병력 미용업에 종사해 오래 서 있는 일을 20세 때부터 했으며 30세 때부터 정맥류가 나타났지만 방치해 두었다. 서서히 정맥류가 커지고 하지에 부종도 생겼다. 최근에는 밤에 자다가 쥐가 자주 나서 병원을 방문하였다.

현재증상 초진시 오른쪽 하지 대복재 정맥 영역에 고도의 정맥류가 보였고 무릎 뒤쪽으로 심하게 돌출되었다.(그림 1)

그림 1

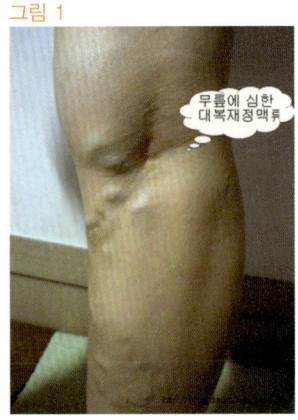

검사소견 듀플렉스 혈관 초음파 검사상 대복재정맥부전이 확인되었다.(그림2)

그림 2

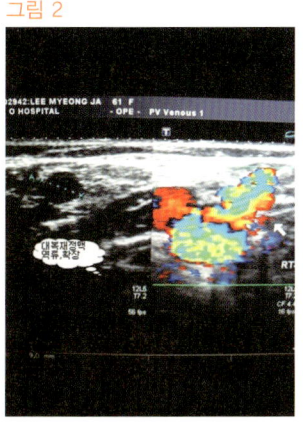

치료 듀플렉스 혈관 초음파로 정맥류를 확인하여 표시하였다.(그림 3)
전신수면마취 하에 대복재정맥 고위결찰술을 시행 후 냉동수술기(cryosurgery)를 이용하여 대복재 정맥과 분지를 제거하였다.(그림 4)

그림 3   그림 4

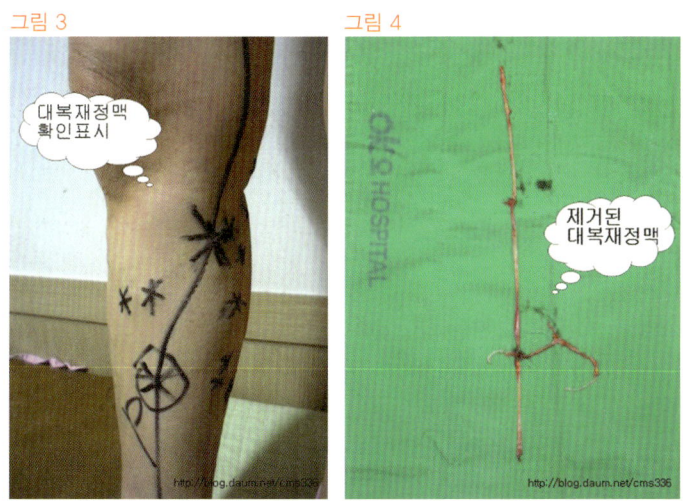

경과 수술 후 1주간 압박 스타킹을 착용을 원칙으로 하였다. 수술 후 1개월 지난 시점에서 오른쪽 하퇴의 정맥류는 완전 소실되었으며 밤에 자주 나던 쥐도 사라졌다.

증례 5
다리가 아파요 - 58세, 여성

주호소와 증상 정맥의 확장, 다리의 둔중감

직업 주부

신장 체중 158cm, 60kg

출산경험 2회

과거병력 특이사항 없음

가족병력 없음

현재병력 20년 전 출산 후부터 좌측하퇴 뒷면에 정맥의 확장이 서서히 나타나기 시작해 점점 심해졌다. 1년 전부터 둔중감이 나타나고 확장이 심해져 본원에서 진료를 받았다.

현재증상 초진시 왼쪽 하지 장딴지에 고도의 정맥류가 보였다. (그림 1)

그림 1

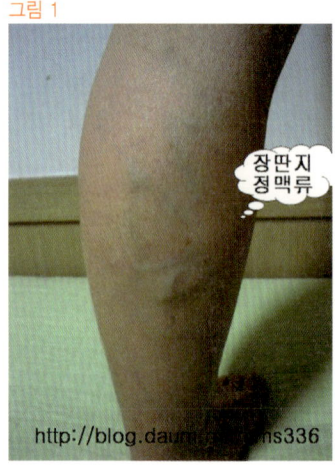

검사소견 양측 하퇴의 대복재정맥 영역에 부전은 확인되지 않았으며 좌측 소복재정맥이 12mm로 확장되었으며 역류가 확인되었다.(그림 2) 우측소복재정맥은 9mm정도로 확장되었으나 역류는 뚜렷하지 않았다.

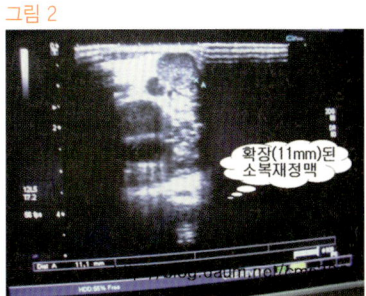

그림 2

치료 듀플렉스 혈관초음파를 이용해 정맥류를 표시하였다.(그림 3) 수술실에서 전신수면마취 하에 좌측 소복재정맥 고위결찰술과 냉동수술기(cryosurgery)를 이용해 광범위결찰술 및 관통지(May's preforating vein) 결찰술을 시행하였다.(그림 4) 수술 후 압박스타킹(20~30mmHg)을 수술 후 3일까지 착용하도록 지시하였다.

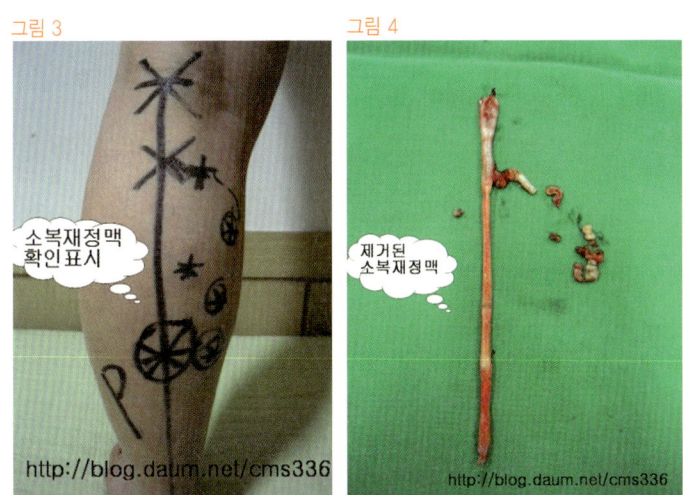

그림 3 그림 4

경과 수술 1일 후에 병원을 내원하여 압박패드를 제거하고 수술 3일 후에는 압박스타킹도 착용하지 않도록 하였다. 수술 후 1개월 째에는 수술절개 부위에 약간의 색소침착 이외에는 특별한 것이 보이지 않았다.

증례 6

다리에 힘줄이 튀어나왔어요 - 46세, 여자

주호소와 증상 하지돌출, 동통

직업 회사원

신장 체중 167cm, 60kg

출산경험 1회

과거병력 특이사항 없음

가족병력 없음

현재병력 30세 때 아이 임신 시부터 좌측 무릎밑에서 정맥류가 나타났다. 출산 후 조금 좋아졌다가 점점 심해졌다. 최근에는 장딴지에도 혈관이 점점 더 굵어져 수술 받기 위해 내원하였다.

현재증상 초진시 좌측 무릎밑에서 고도의 정맥류가 보였다. (그림 1)

그림 1

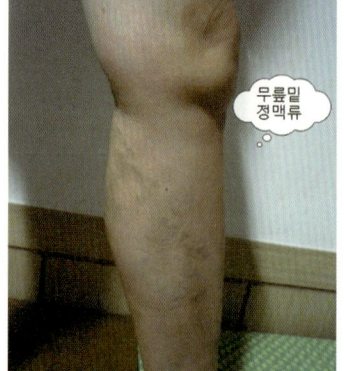

검사소견 듀플렉스 혈관초음파 검사상 좌측대복재정맥 부전 및 확장이 보였다.(그림 2)

그림 2

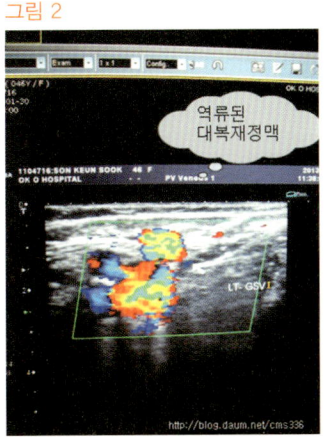

치료 듀플렉스 혈관초음파를 이용하여 대복재정맥과 정맥류를 확인 후 표시하였다.(그림 3) 전신수면마취 하에 대퇴부에서 대복재정맥 결찰술을 실시하였다.(그림 4) 수술 후 1일 동안 cotton ball과 붕대로 압박하고 압박스타킹(20~30mmHg)를 1주간 사용하였다. 수술 후 당일 퇴원하였다.

그림 3   그림 4

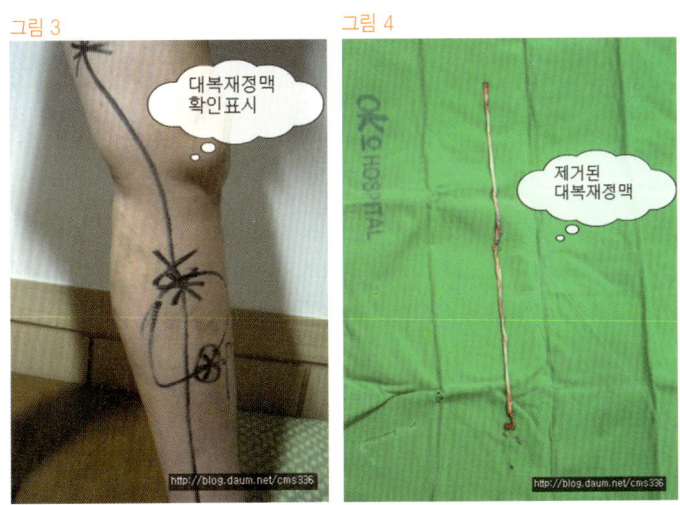

경과 수술 후 1주간 압박스타킹 착용을 원칙으로 하였다. 1개월 후 정맥류는 거의 보이지 않았다.

증례 7

장딴지가 아파요 - 69세, 남자

주호소와 증상 하지돌출, 하지동통

직업 농부

신장 체중 172cm, 69kg

출산경험 (-)

과거병력 특이사항 없음

가족병력 어머니 정맥류

현재병력 25세 때부터 왼쪽 하지에 정맥류가 나타났다. 계속 별다른 증세 없어 지내시다 3년 전부터 돌출이 심해지고 부종이 있어 본원에서 진료 받았다.

현재증상 초진시 장단지쪽에 정맥류가 보였다.(그림 1)

그림 1

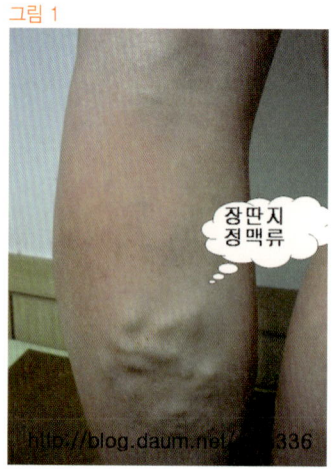

검사소견 듀플렉스 혈관초음파 검사상 양쪽 대복재정맥 부전은 없었으며 좌측 소복재정맥 부전이 확인되었다.(그림 2, 3)

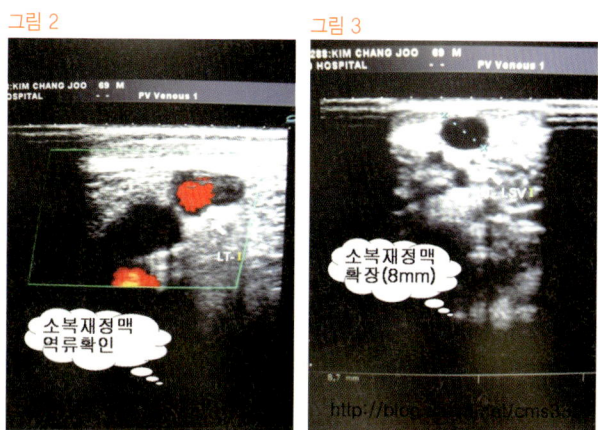

치료 듀플렉스 혈관초음파로 대복재정맥과 정맥류를 확인하여 표시하였다.(그림 4) 전신수면마취 하에 냉동수술기(cryosurgery)를 이용하여 소복재정맥과 정맥류를 제거하였다.(그림 5) 압박스타킹은 2일간 착용하였다.

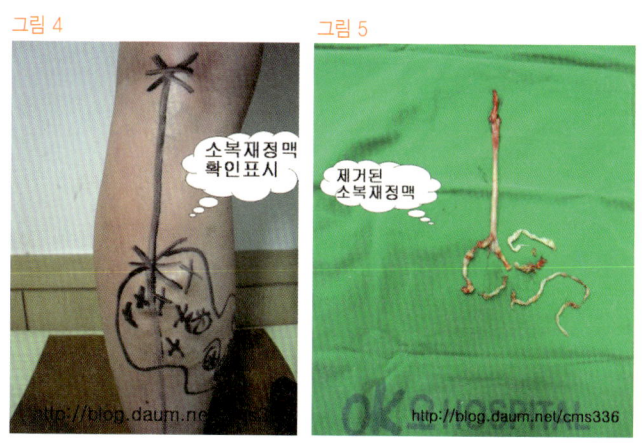

경과 수술 1개월 후 정맥류는 보이지 않으며, 장딴지에 생긴 통증과 부종도 사라졌다.

증례 8
다리에 쥐가 나요 - 51세, 여자

주호소와 증상 하지돌출, 하지동통

직업 교사

신장 체중 165cm, 162kg

출산경험 2회

과거병력 특이사항 없음

가족병력 없음

현재병력 둘째 아이 임신 중 왼쪽 장딴지에 정맥류가 나타났으나 방치해두었다. 1년 전부터 다리가 자주 붓고 아파서 내원하였다.

현재증상 초진시 왼쪽 장딴지에 고도의 정맥류가 보였다. (그림 1)

그림 1

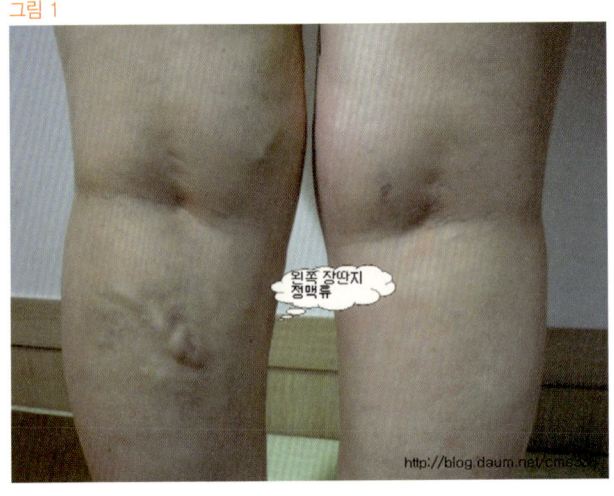

검사소견 듀플렉스 혈관초음파상 좌측 소복재정맥 부전(그림 2)과 may천공지 부전이 확인되었다.(그림 3)

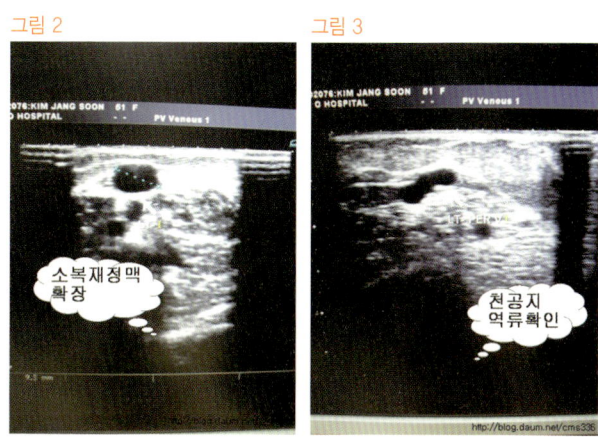

그림 2   그림 3

치료 듀플렉스 혈관초음파로 좌측 소복재정맥과 may천공지를 확인하여 표시하였다.(그림 4) 전신수면마취 하에 좌측 소복재정맥 고위결찰술을 시행 후 냉동수술기(cryosurgery)를 이용하여 소복재정맥과 정맥류를 제거하였다.(그림 5)

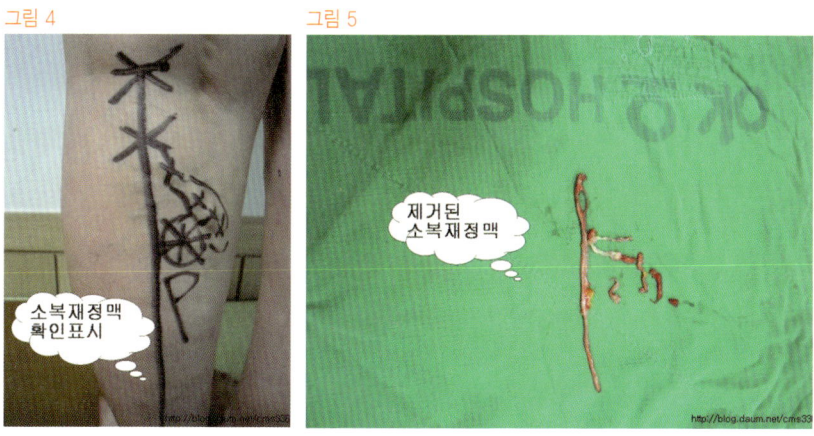

그림 4   그림 5

경과 1주간 압박스타킹 착용을 원칙으로 하였다. 1개월 후 정맥류는 보이지 않았으며 통증도 소실되었다.

증례 9
다리에 힘줄이 점점 튀어나와요 - 67세, 여자

주호소와 증상 하지동통, 하지돌출

직업 주부

신장 체중 158cm, 53kg

출산경험 4회

과거병력 특이사항 없음

가족병력 없음

현재병력 30세 무렵부터 양측 장딴지에 정맥류가 나타났다. 출산시 심해졌다. 최근에는 오후가 되면 오래 동안 서있는 경우 양측 장딴지에 동통이 느껴지고 부종이 심해졌다. 아들의 소개로 본원에서 치료받기 위해 내원하였다.

현재증상 양측 장딴지에 정맥류가 보였다. (그림 1)

그림 1

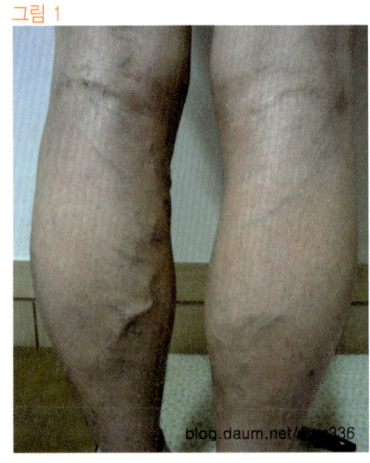

검사소견 듀플렉스 혈관초음파 검사상 양측 소복재정맥의 부전과 역류가 있었다.(그림 2)

그림 2

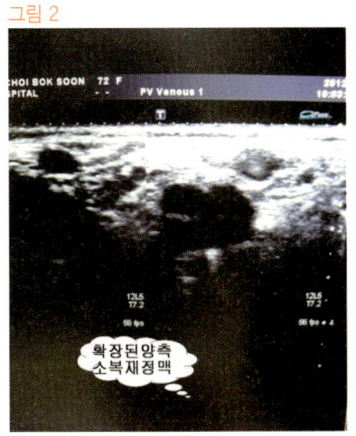

치료 양측 슬와부에서 소복재정맥 결찰을 시행하고 냉동수술기(cryosurgery)를 이용하여 중심줄기 및 분지 발거술을 시행했다.(그림 3) 압박스타킹은 3일 정도 착용하도록 지시하였다.

그림 3

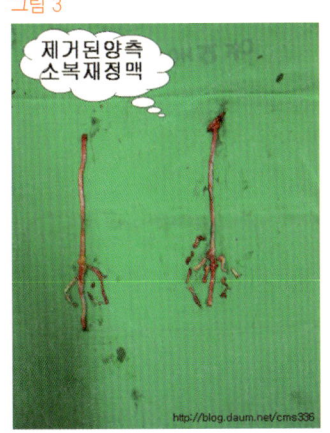

경과 1개월 후 양측 장딴지 정맥류는 소실되었으며 절개부위에 경도의 색소침착 외에는 특이 소견이 없었다.

증례 10

다리가 붓고 아파요 - 72세, 남자

주호소와 증상 하지돌출

직업 경비원

신장 체중 175cm, 75kg

출산경험 (-)

과거병력 특이사항 없음

가족병력 없음

현재병력 20세 때부터 좌측 무릎밑에 정맥류가 나타났으나 방치해 두었다. 몇 년 전부터 점점 힘줄이 심하게 돌출되고 장딴지에 통증과 부종이 생겨 내원하였다.

현재증상 초진시 좌측 하지 무릎 밑으로 정맥류가 보였다. (그림 1)

그림 1

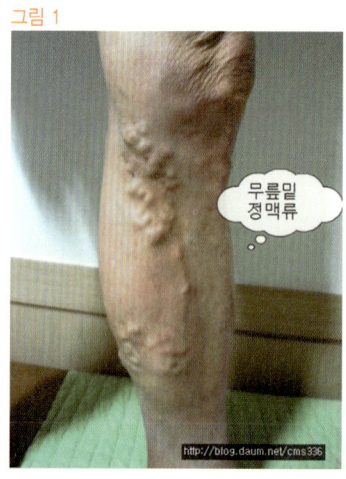

검사소견 듀플렉스 혈관초음파 검사상 좌측 대복재정맥의 부전과 천공지의 역류가 확인되었다.(그림 2, 3)

그림 2

그림 3

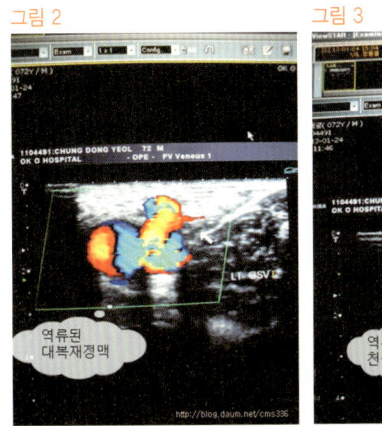
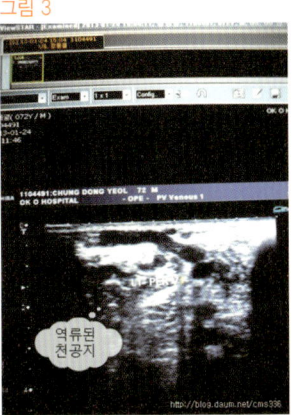

치료 듀플렉스 혈관초음파를 이용하여 대복재정맥과 정맥류를 확인 후 표시하였다.(그림 4) 전신수면마취 하에 좌측 서혜부에 정맥결찰 및 냉동수술기(cryosurgery)를 이용하여 stripping를 실시하였다.(그림 5) 수술 후 1일동안 cotton ball과 붕대로 압박하고, 1일째부터 압박스타킹(20~30mmHg)을 1주간 사용하였다. 수술 후 당일 퇴원하였다.

그림 4

그림 5

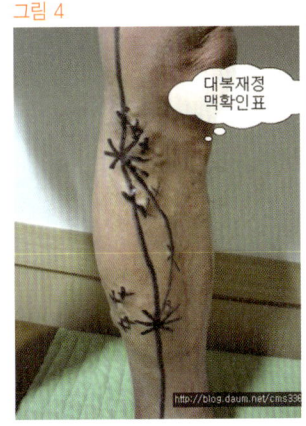
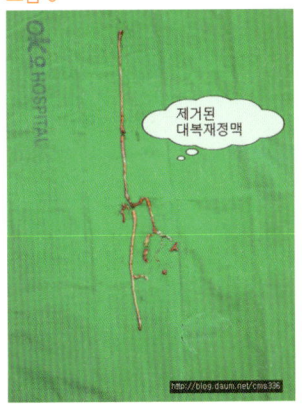

경과 수술후 1주간 압박스타킹 착용을 원칙으로 하였다. 1개월 후 정맥류는 보이지 않았으며 3개월 후 통증과 부종도 감소했다.

증례 11

다리에 핏줄이 점점 튀어나와요 - 51세, 여자

주호소와 증상 하지돌출, 하지동통

직업 주부

신장 체중 160cm, 55kg

출산경험 2회

과거병력 특이사항 없음

가족병력 어머니 정맥류

현재병력 20세 때부터 정맥류가 나타났으며 첫 아이 임신시 심해졌다. 증상이 없어 그냥 방치해 두었다. 2년 전부터 다리가 붓고 아파서 지인 소개로 본원에서 진료를 받았다.

현재증상 초진시 좌측하지 대퇴부에서 무릎까지 정맥류가 보였다. (그림 1,2,3)

그림 1
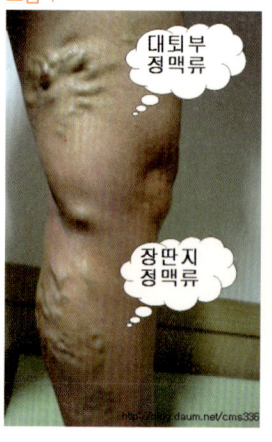

그림 2
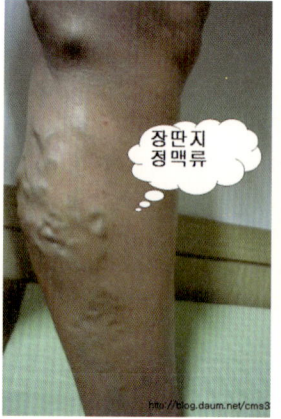

그림 3
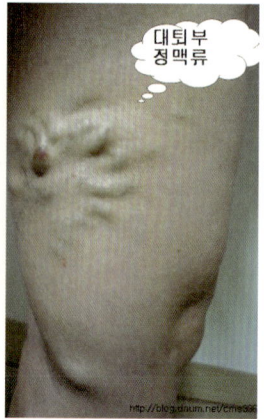

검사소견 듀플렉스 혈관초음파 검사상 좌측 대복재정맥의 부전이 확인되었다. (그림 4)

그림 4

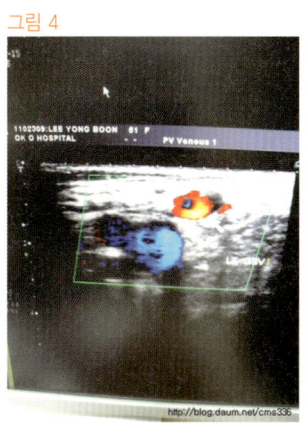

치료 듀플렉스 혈관초음파를 이용하여 대복재정맥과 정맥류를 확인 후 표시하였다. (그림 5) 전신수면마취 하에 좌측 대복재정맥 고위결찰및 냉동수술기(cryosurgery)를 이용하여 stripping을 실시하였다. (그림 6) 장딴지 뒤쪽의 작은 혈관은 3% fibrovein을 이용 천자경화요법을 실시하였다. 수술 후 1일 동안 cotton ball과 붕대로 압박하고 압박스타킹(20~30mmHg)을 1주간 사용하였다. 수술 후 당일 퇴원하였다.

그림 5   그림 6

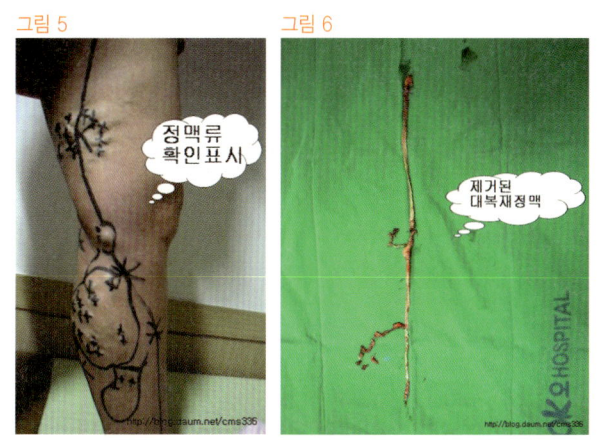

경과 수술 후 1주간 압박스타킹 착용을 원칙으로 하였다. 1주 후 내원하여 천자 경화요법을 실시한 부위에 생긴 혈전을 제거하는 시술을 받았다. 1개월 후 정맥류는 보이지 않았다.

증례 12

오래 서 있으면 다리가 아파요 - 67세, 남자

주호소와 증상 하지돌출

직업 회사원

신장 체중 176cm, 68kg

출산경험 (-)

과거병력 특이사항 없음

가족병력 없음

현재병력 30세 때부터 우측 다리에 정맥류가 나타났다. 방치해 두고 있다가 점점 심하게 튀어 나와 수술 받기 위해 내원하였다.

현재증상 초진시 우측 하지 무릎 아래에 정맥류가 보였다.(그림 1)

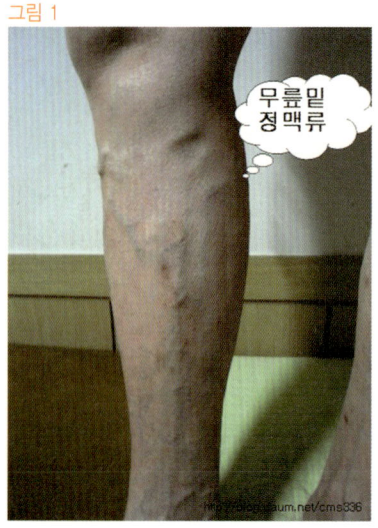

그림 1

검사소견 듀플렉스 혈관초음파 검사상 우측 대복재정맥 부전이 확인되었다.(그림 2)

그림 2

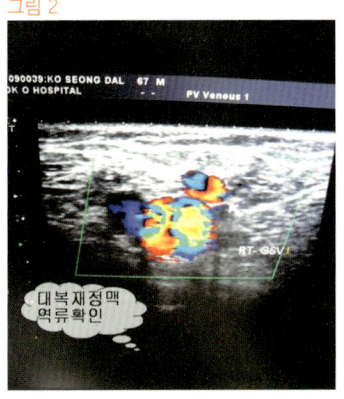

치료 듀플렉스 혈관초음파로 우측 대복재정맥과 정맥류를 확인하여 표시하였다.(그림 3) 전신수면마취 하에 대복재정맥 고위결찰술을 시행 후 냉동수술기(cryosurgery)를 이용하여 대복재정맥과 정맥류를 제거하였다.(그림 4)

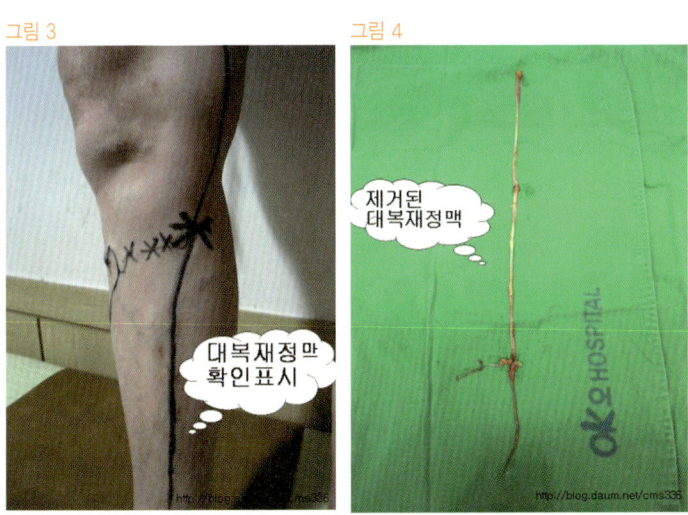

그림 3   그림 4

경과 수술 1주 후 정맥류는 보이지 않았다.

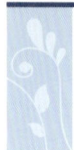

증례 13

다리가 아파요 - 68세, 남성

주호소와 증상 하지돌출, 하지동통

직업 농업

신장 체중 179cm, 73kg

출산경험 (-)

과거병력 특이사항 없음

가족병력 없음

현재병력 30세 때부터 조금씩 정맥류가 나타났다. 왼쪽 하지의 전면부 외측에 주로 나타났으며 최근 점점 심해지고 가끔 통증이 있어 본원에서 진찰 받았다.

현재증상 초진시 왼쪽 하지 정맥류가 심했으며 양측 발목 주위로 망상정맥류가 광범위하게 보였다. (그림 1,2,3)

그림 1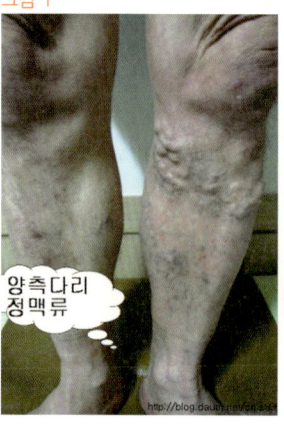
양측다리 정맥류

그림 2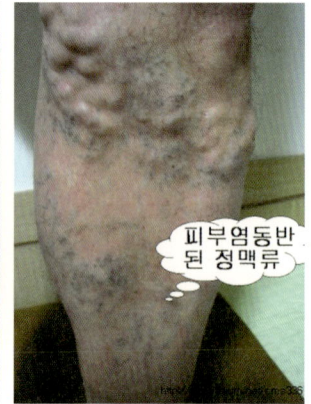
피부염동반 된 정맥류

그림 3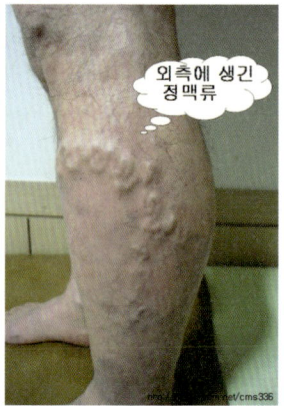
외측에 생긴 정맥류

검사소견 듀플렉스 혈관초음파 검사상 양측 대복재정맥에 역류가 확인되었다. (그림 4)

그림 4

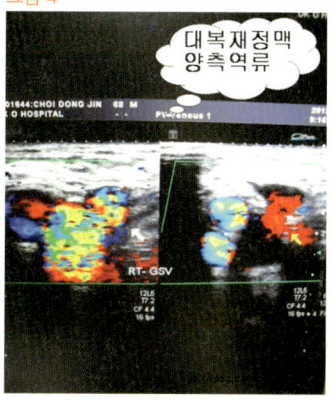

치료 수술 전 혈관초음파로 정맥류를 확인하여 표시하였고, (그림 5) 왼쪽 하지 Cockett's 3 관통지 역류와 우측 하지 Hunter's 관통지 역류가 확인되었다. 전신수면마취 하에 양측 대복재정맥 고위결찰술을 시행하고 냉동수술기(cryosurgery)를 이용하여 대복재정맥 발거술을 시행하였다. (그림 6) 발거술 시행 전 양측발목 주위에 있는 망상정맥류는 3% fibrovein을 이용하여 경화요법을 실시하였다. (그림 7) 압박붕대는 24시간 후 제거하였으며 압박스타킹은 1주간 착용하도록 하였다.

그림 5   그림 6   그림 7

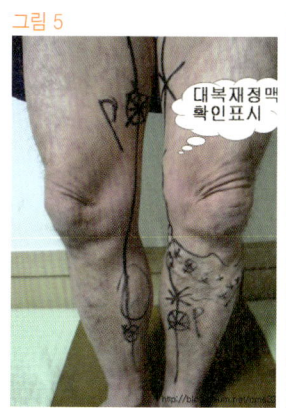 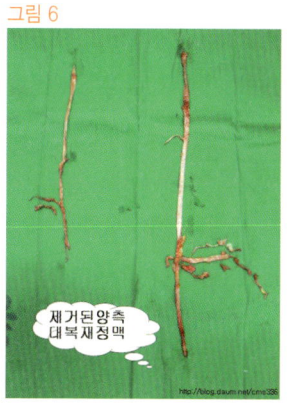 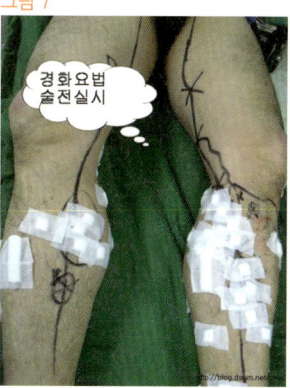

경과 1개월 후 내원하여 경화요법 실시한 부위에 생긴 혈전을 제거하였다. 경도의 색소침착이 남아있었으나 정맥류는 보이지 않았다.

증례 14

다리가 부어요 - 51세, 여자

주호소와 증상 하지부종

직업 주부

신장 체중 158cm, 58kg

출산경험 3회

과거병력 특이사항 없음

가족병력 없음

현재병력 24세 때 첫 아이 임신 시 양측 하지에 정맥류가 나타났으나 출산 후 거의 보이지 않아 방치해 두었다. 2년 전부터 양측 장딴지가 붓고 밤이 되면 통증이 있어 내원하였다.

현재증상 초진시 양측 무릎 아래에 정맥류가 보였다.(그림 1,2)

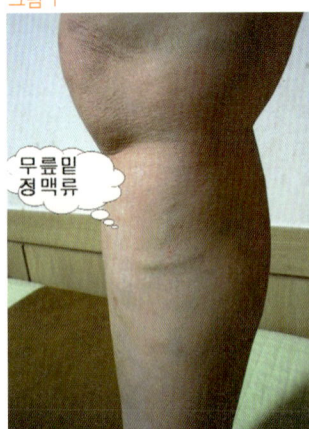
그림 1

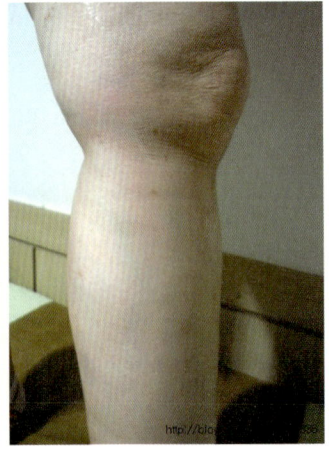
그림 2

검사소견 듀플렉스 혈관초음파 검사상 양측 대복재정맥 부전이 확인되었고,(그림 3) 양측하지 cotkett천공지 부전이 확인되었다.(그림 4,5)

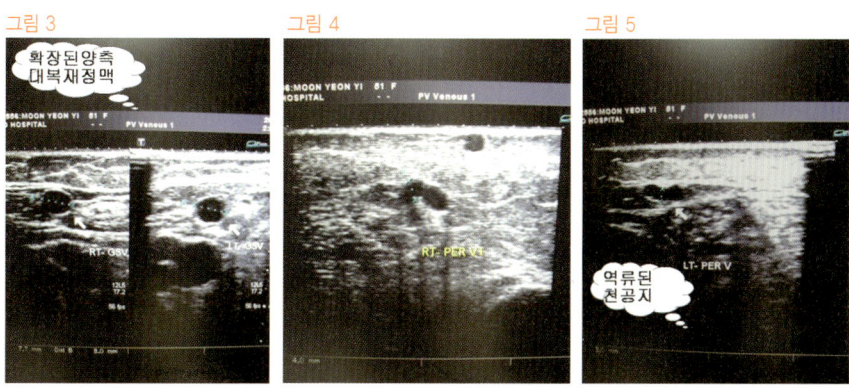

치료 듀플렉스 혈관초음파로 대복재정맥과 cotkett천공지를 확인 후 표시하였다.(그림 6,7) 전신수면마취 하에 양측 대복재정맥 고위결찰술을 시행 후에 냉동수술기(cryosurgery)를 이용하여 대복재정맥과 정맥류를 제거하였다.(그림 8) 양측 cotkett천공지는 절개 후 결찰하였다.

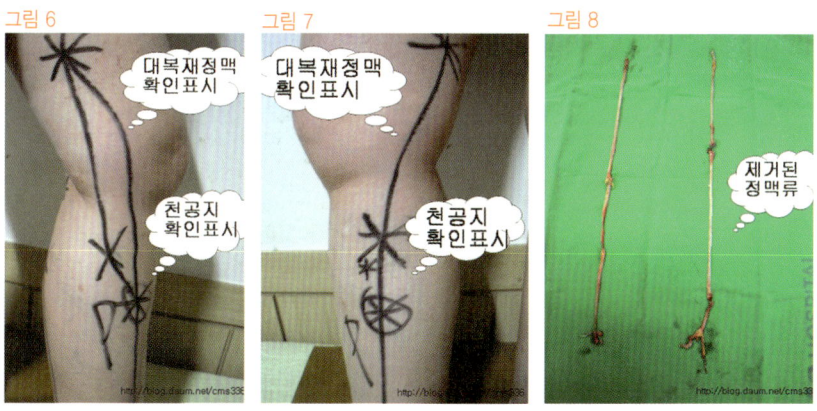

경과 압박스타킹은 2주간 착용을 원칙으로 하였다. 수술 1개월 후 양측하지 부종은 완화되었으며 정맥류는 보이지 않았다.

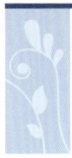

증례 15
서 있으면 다리가 아파요 - 51세, 여자

주호소와 증상 하지동통

직업 주부

신장 체중 162cm, 53kg

출산경험 (-)

과거병력 특이사항 없음

가족병력 어머니 정맥류

현재병력 젊었을 때부터 양측하지 외측에 잔핏줄이 많았으나 방치해 두었다. 2년 전부터 밤마다 쥐가 자주나고 조금만 오래 서 있어도 다리에 통증이 있어 정형외과에서 계속적으로 치료를 받았으나 호전이 없어 정맥류 검사를 받기 위해 내원하였다.

현재증상 초진시 양측 하지 외측에 망상정맥류가 보였다. (그림 1)

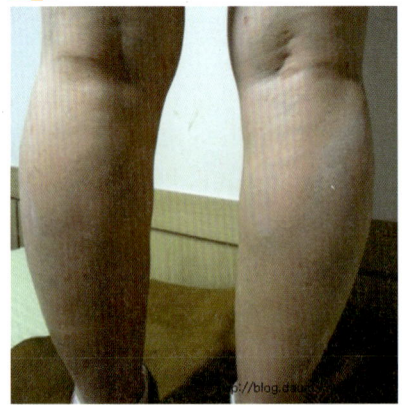

검사소견 듀플렉스 혈관초음파상 양측 소복재정맥 부전 및 확장이 보였다.(그림 2)

그림 2

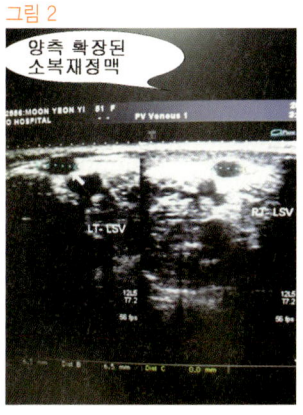

치료 듀플렉스 혈관초음파로 양측 소복재정맥을 확인 후 표시하였다.(그림 3) 전신수면마취 하에 양측 소복재정맥 고위결찰술을 시행 후 제거하였다.(그림 4) 양측 하지 외측 망상정맥은 경화요법(3% fibrovein이용)을 실시하였다.

그림 3

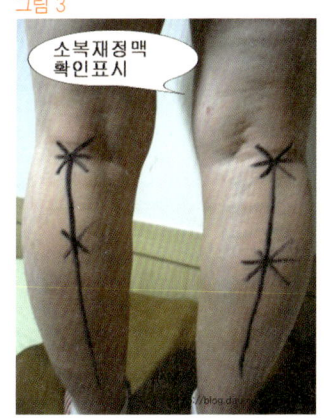

그림 4

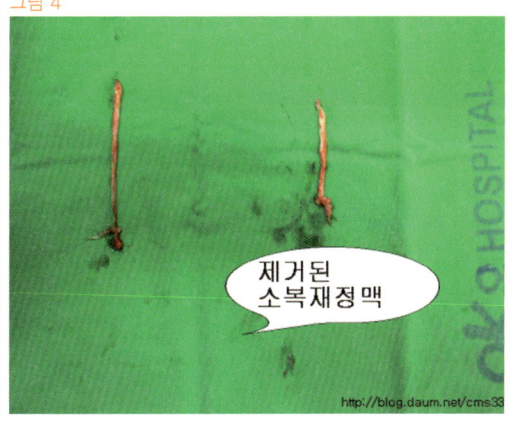

경과 수술 후 2주간 압박스타킹 착용을 원칙으로 하였다. 3주 후 경화요법을 실시한 부위에 생긴 혈전을 제거하였다. 1개월 정도 지난 후 하지통증은 거의 호소하지 않았다.

증례 16

힘줄이 튀어나와요 - 57세, 남자

주호소와 증상 하지돌출

직업 농부

신장 체중 175cm, 74kg

출산경험 (-)

과거병력 특이사항 없음

가족병력 없음

현재병력 20세 때부터 왼쪽 다리에 정맥류가 나타났다. 1년 전부터 하지 동통과 부종이 생겨 정형외과에서 치료 받다 호전없어 내원하였다.

현재증상 초진시 좌측하지 무릎 주위에 정맥류가 보였다.(그림 1)

그림 1

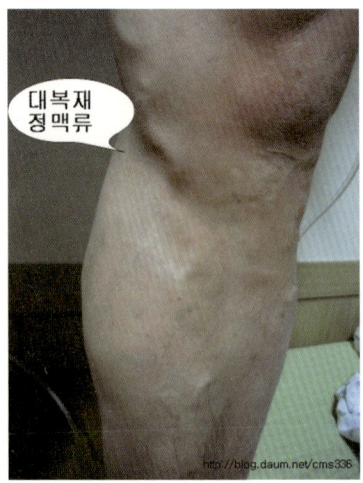

검사소견 듀플렉스 혈관초음파 검사상 양측 대복재정맥의 확장(6mm)이 무릎 위 부위에서 확인되었고 양측 소복재정맥에서 부전은 보이지 않았다.(그림 2)

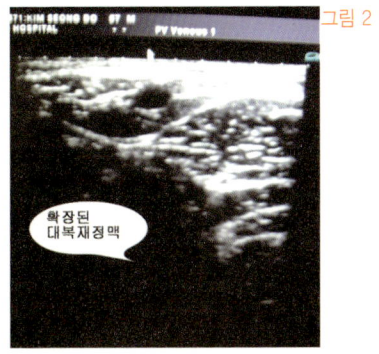

그림 2

치료 듀플렉스 혈관초음파로 대복재정맥과 정맥류를 확인후 표시하였다. (그림 3) 전신수면마취 하에 양측대퇴부에 정맥결찰과 냉동수술기 (cryosurgery)를 이용하여 stripping을 실시하였다.(그림 4) 장딴지 뒤쪽의 작은 혈관은 천자경화요법(3% fibrovein 이용)을 실시하였다. 수술 후 하루 동안 cotton ball과 붕대로 압박하고, 1일째부터 압박스타킹 (20~30mmHg)을 1주간 사용하였다. 수술 후 당일 퇴원하였다.

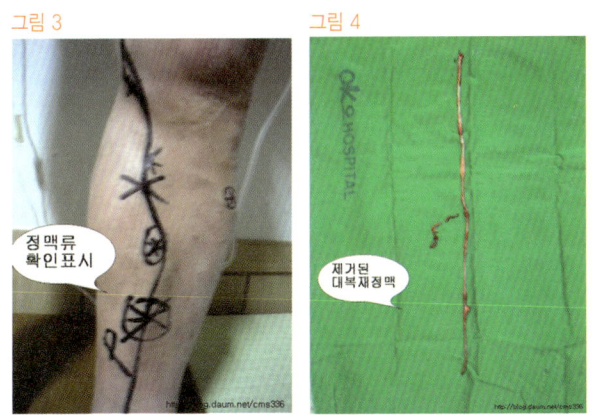

그림 3 그림 4

경과 수술 후 1주간 압박스타킹 착용을 원칙으로 하였다. 1주 후 내원하여 천자경화요법을 실시한 부위에 생긴 혈전을 제거하는 시술을 받았다. 1개월 후 정맥류는 보이지 않았다. 시술 후 경도의 색소침착은 남았으나 3개월 후 점차 소실되었다.

증례 17
핏줄이 점점 튀어나오고 부어요 - 49세, 여자

주호소와 증상 하지돌출, 하지동통

직업 중식업종사자

신장 체중 158cm, 60kg

출산경험 2회

과거병력 특이사항 없음

가족병력 어머니 정맥류

현재병력 25세 때 둘째 출산 후부터 왼쪽 하지에 정맥류가 나타났다. 계속 별다른 증세 없어 지내시다 2년 전부터 밤에 쥐가 나고 통증이 생겨 본원에서 진료를 받았다.

현재증상 왼쪽 하퇴 뒤쪽에 정맥류가 보였다.(그림 1)

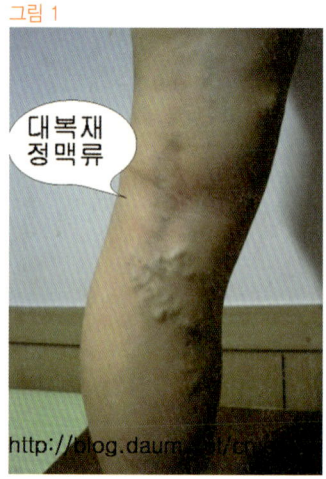

그림 1

검사소견 듀플렉스 혈관초음파상 왼쪽 대복재정맥 부전이 확인되었다.(그림 2)

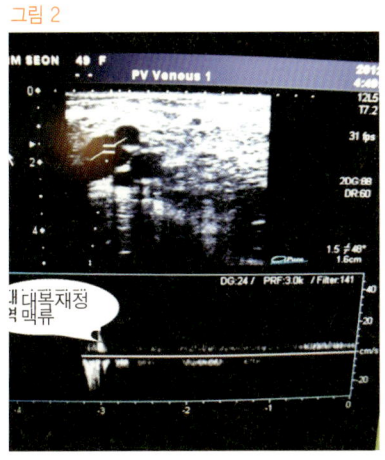

그림 2

치료 듀플렉스 혈관초음파로 대복재정맥과 정맥류를 확인하여 표시하였다.(그림 3) 전신수면마취 하에 대복재정맥 고위결찰술을 시행한 후 냉동수술기(cryosurgery)를 이용하여 대복재정맥과 정맥류를 제거하였다.(그림 4) 압박스타킹은 2일간 착용하였다.

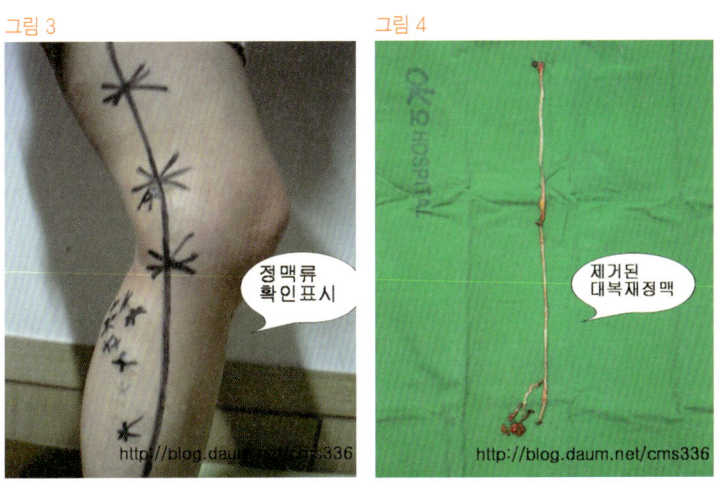

그림 3 그림 4

경과 수술 1개월 후 정맥류는 소실되었으며 하지통증도 완화되었다.

증례 18

다리가 아파요 - 61세, 여자

주호소와 증상 하지동통

직업 주부

신장 체중 155cm, 58kg

출산경험 3회

과거병력 특이사항 없음

가족병력 없음

현재병력 20세 때부터 서서히 나타나기 시작해 첫 아이 출산 후 심해졌다. 별다른 증세가 없어 방치해 두었으나 최근 2년 전부터 밤마다 양측 장딴지에 동통이 심해지기 시작해 내원하였다.

현재증상 초진 시, 우측 장딴지에 뚜렷한 고도 정맥류가 보였다. (그림 1)

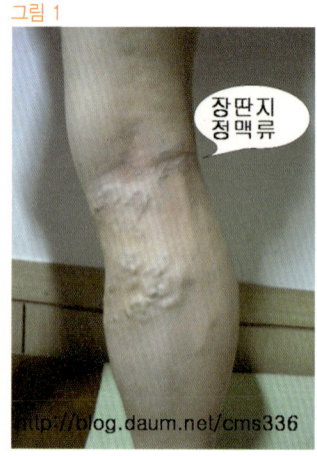

그림 1

검사소견 듀플렉스 혈관초음파 검사상 우측 하지 소복재정맥 부전이 확인되였고 정맥이 10.2mm로 확장되었다.(그림 2)

그림 2

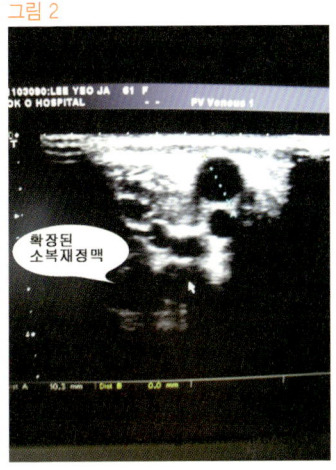

치료 전신수면마취 하에 냉동수술기(cryosurgery)를 이용하여 우측 소복재정맥 근위결찰술 후 정맥류를 제거하였다.(그림 3)
압박스타킹은 2일간 착용하였다.

그림 3

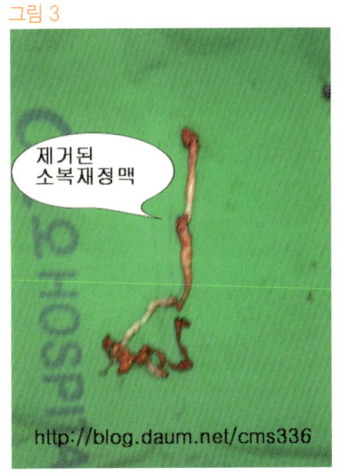

경과 수술 후 1개월이 지난 시점에서 정맥류는 보이지 않았으며 하지동통도 감소하였다.

증례 19

다리가 부어요 - 70세, 여자

주호소와 증상 양측하지의 돌출 및 부종

직업 상인

신장 체중 158cm, 61kg

출산경험 5회

과거병력 특이사항 없음

가족병력 아버지 정맥류

현재병력 20세 때 아이 출산 후부터 정맥류가 나타났다. 별다른 증세가 없이 지내왔으나 출산 할때마다 점점 심해졌다. 최근 3년전부터 조금만 오래 서 있어도 양측 하지부종이 심해지고 점점 악화되어 내원하였다.

현재증상 양측 하지에 정맥류가 뚜렷하게 보였다. (그림 1)

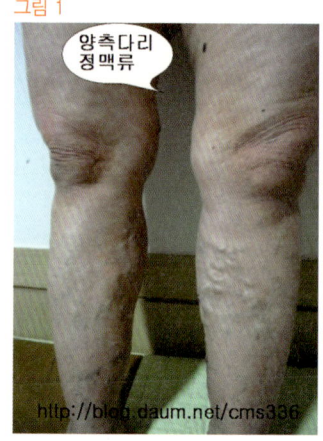

그림 1

검사소견 듀플렉스 혈관초음파 검사상 양측 대복재정맥 부전이 확인되었고 양측 대복재정맥 확장이 관찰되었다.(그림 2,3)

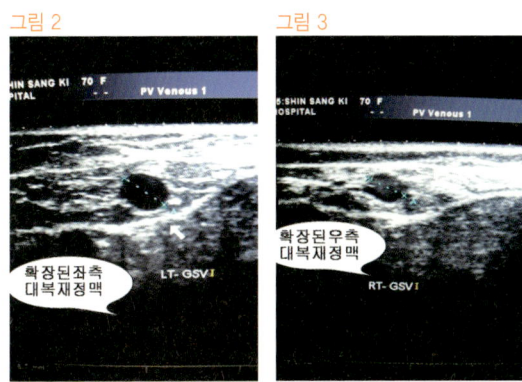

치료 듀플렉스 혈관초음파로 양측 대복재정맥 및 정맥류를 확인하여 표시하였다.(그림 4) 전신수면마취 하에 먼저 양측 하지에 생긴 망상정맥류에 경화요법(3% fibrovein이용)을 실시한 후,(그림 5) 양측 대복재정맥 고위결찰술을 시행하고 냉동수술기(cryosurgery)를 이용하여 대복재정맥 및 정맥류를 제거하였다.(그림 6)

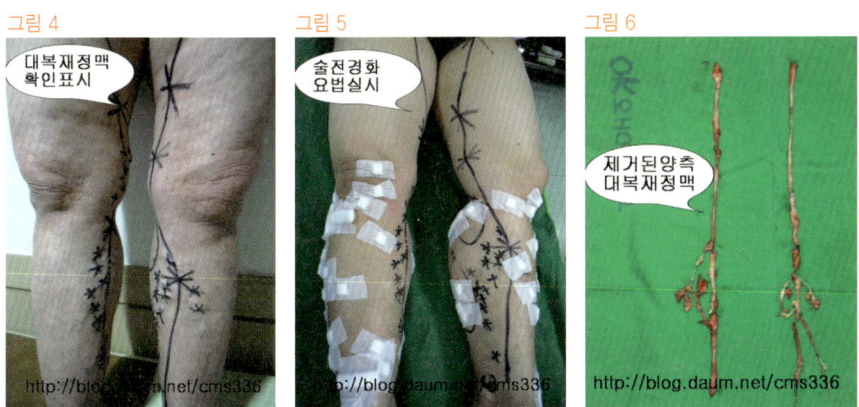

경과 압박스타킹은 수술 1주간 착용을 원칙으로 하였다. 수술 약 1개월 후 양측 하지에 경화요법을 실시한 부위에 생긴 혈전을 제거하였다. 수술 후 3개월 쯤 양측 하지정맥류는 완전 소실되었다.

증례 20
장딴지에 힘줄이 튀어나와요 - 52세, 남자

주호소와 증상 하지돌출

직업 군인

신장 체중 175cm, 70kg

출산경험 (-)

과거병력 특이사항 없음

가족병력 없음

현재병력 20세 때부터 우측 장딴지에 정맥류가 나타났다. 오래 서 있으면 더 심해지고 점점 더 굵어지고 요즘은 가끔 아파서 내원하였다.

현재증상 초진시 우측하지 장딴지에 정맥류가 보였다.(그림 1)

그림 1

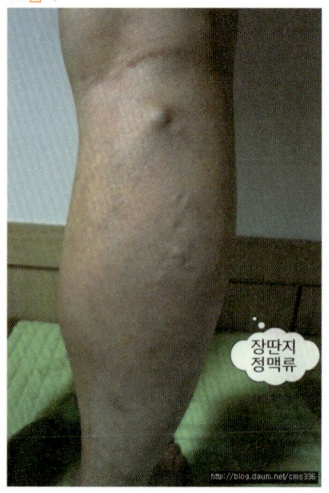

검사소견 듀플렉스 혈관초음파 검사상 우측 소복재정맥 부전이 확인되었다.(그림 2)

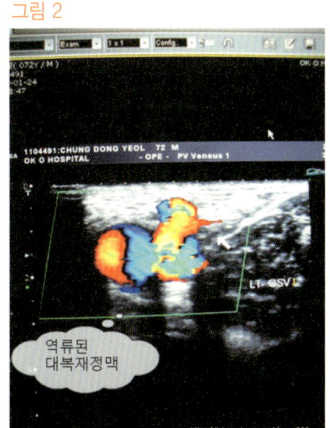

그림 2

치료 듀플렉스 혈관초음파로 소복재정맥과 정맥류를 확인 후 표시하였다.(그림 3) 전신수면마취 하에 우측 슬와부에서 고위결찰및 냉동수술기(cryosurgery)를 이용하여 stripping을 실시하였다.(그림 4) 수술 후 1일 동안 cotton ball과 붕대로 압박하고, 압박스타킹(20~30mmHg)을 1주간 사용하였다. 수술 후 당일 퇴원하였다.

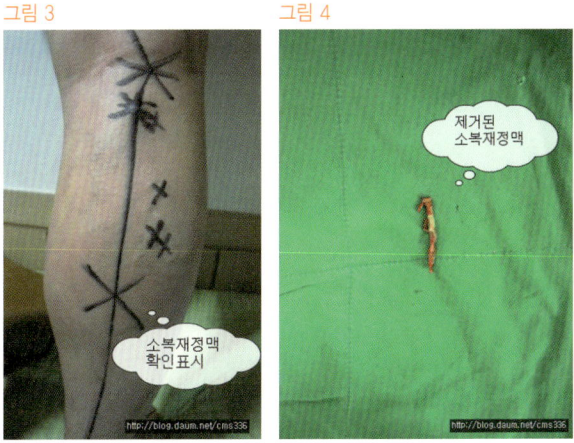

그림 3 그림 4

경과 수술 후 1주간 압박스타킹 착용을 원칙으로 하였다.
1개월 후 정맥류는 보이지 않았고 장딴지에 생긴 통증도 사라졌다.

수필과 함께하는 여백

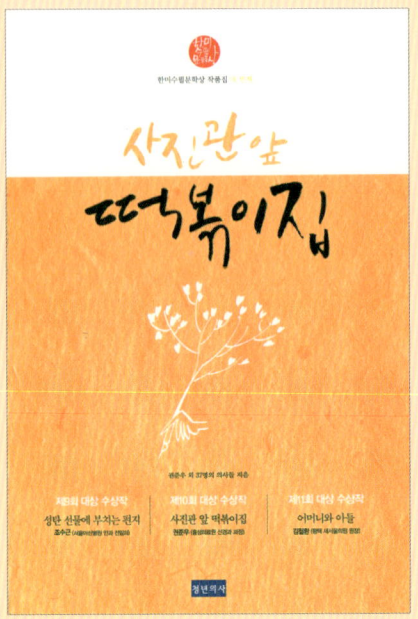
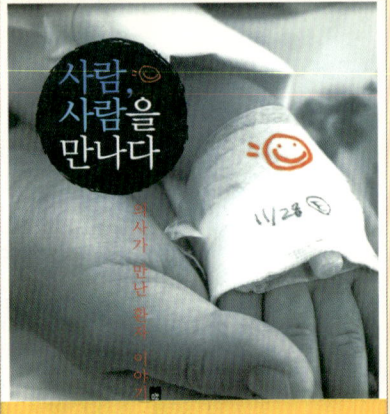
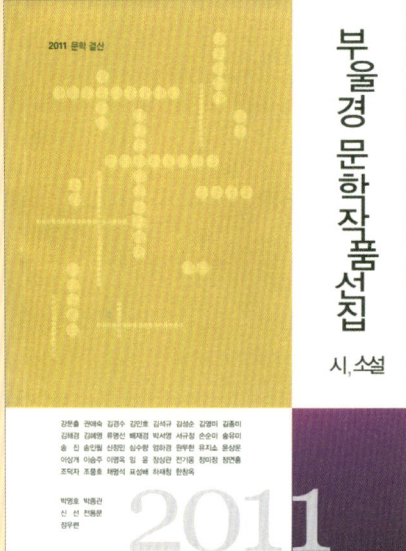

수필과 함께 하는 여백에 실린 수필들은
채명석 원장이 수상한 〈한미수필문학상〉 수상작들과
수필이 수록되어있는 책자에 실린 글들입니다.

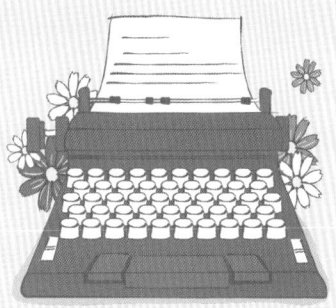

겨울나무

 겨울나무는 당당해 보인다. 이파리를 다 떨구고도 바람에 맞선 가지마다 팽팽하게 긴장되어 있다. 생존을 위한 자양분과 수분을 다 토해 놓고서도 나무는 가지를 흔들며 하늘을 향해 제 길을 내고 있다. 세 개의 버팀목이 겨울나무의 둥지를 꼭 껴안고 있다. 사람들이 썰물처럼 빠져나간 거리, 버스를 기다리며 홀로 남은 느티나무와 나는 서로를 바라보고 서 있다.

 나는 요즘 지하철을 타지 않고, 주로 버스를 이용한다. 얼마 전 지하철에서 보았던 상진이 때문이다. 저녁 시간인데도 지하철은 그리 복잡하지 않았다. 아이를 업은 한 여자가 안으로 들어오는 것이 보였다. 여자는 한쪽 다리를 절고 있었다. 타자마자 작은 흰색 모금통을 사람들에게 내밀며 구걸을 하기 시작했다. 여자는 돈을 넣어 줄 때까지 아무 말도 없이 앞에 서 있었다. 아이는 무엇이 신기한 듯 고개를 두리번거렸다. 상진이었다. 처음에는 내 눈을 의심했다. 그러나 상진이가 틀림없었다. 나는 자리에서 일어나 다음 칸으로 가버렸다. 아이를 본 순간, 치밀었던 분노 때문이었다. 분명 그것은 적개심이었다고 하는 것이 옳을 것이다.
 그녀를 처음 본 것은 일 년 전이었다. 그녀는 서른세 살, 4급 지체장애인이다. 월 사십만 원의 보조금을 받는 생활보호대상자이다. 등에 업힌 아이는 얼마 전 첫 돌을 지낸 사내아이로 이름은 조상진이다. 조라는 성은 엄마의 것을 땄다. 노숙자 진료소에서 저녁 진료를 하고 있을 때였다. 사십 대 중반의 남자가 급하게 들어왔다. 같은 쪽방에 사는 여자가 곧 애를 낳으려고 한다는 거였다. 오후부터 산통이 시작되었다고 했다. 병원에 가기도 전에 아이를 낳을 수도 있었다.

나는 친구 부인이 하는 근처 산부인과 병원에 급히 연락을 했다. 다행히 그 날 친구 부인이 당직을 하고 있어, 수술을 받을 수 있었다. 수술은 어쩔 수가 없었다. 그녀는 한쪽 다리를 저는 장애가 있기도 했지만, 그 전에 제왕절개 수술을 받은 적이 있었다.

그녀는 노숙자가 되기 전, 결혼을 한 적이 있었다. 부모님이 돌아가고 혼자가 되자, 주위 사람들이 서둘러 결혼을 시켰다고 했다. 어디 하나 의지할 데 없는 그녀를 위해서 한 일이었지만, 정작 그녀는 사내아이 하나를 낳자마자 쫓겨나고 말았다. 결국 갈 곳이 없는 그녀는 노숙자가 될 수밖에 없었다. 처음에는 서울에서 살았고, 부산에 온 지는 몇 년 되지 않았다.

아이를 낳은 며칠 후, 노숙자 쉼터에서 일하는 여러 사람들과 병원에 갔다. 그녀가 더 초라해 보일 정도로 병원은 개원한 지가 얼마 되지 않아 깨끗했다. 그녀의 병실은 7층에 있었다. 병원 측의 배려로, 3인 병실을 혼자 쓰고 있었다. 병실에는 그녀와 아이, 그리고 그 날 저녁, 진료소를 찾아왔던 그 사내가 있었다. 아이는 2.9kg. 아이도 산모도 모두 건강했다.

일주일이 지나 그녀는 퇴원을 했다. 혹시나 필요한 것들이 있지나 않을까, 우리는 쪽방으로 그녀를 찾아갔다. 서면 한복판에 있는 산성 여인숙이라는 곳이었다. 그녀의 쪽방은 좁은 쪽방보다도 더 좁았다. 아이를 위해 준비된 것은 병원에서 준, 배내옷 두 벌과 분유 몇 통이 전부였다. 당장 필요한 것이 옷과 분유였다. 아기 목욕을 하는 것도 문제였다.

그녀는 방세로 월 16만원을 주고 있었다. 그만한 돈이면 방에서 아기 목욕을 시킬 수 있는 비교적 넓고 조용한 곳을 구할 수 있었다. 그녀에게 방을 옮기는 것이 어떻겠냐고 물었으나 그녀는 대답이 없었다. 아무리 설득하여도 그녀는 대답을 하지 않았다. 어쩔 수가 없었다.

나중에 안 사실이지만 그녀가 그곳을 떠나지 않으려고 했던 이유가 있었다. 그 날 진료소에 찾아왔던 그 사내 때문이었다. 사내가 그곳을 떠나지 않겠다고 한 것이었다. 처음 우리는 그 사내가 아이의 아빠라고 생각했다. 그러나 사내는 자기가 애 아빠가 아니라고 했다. 누가 보아도 아이는 그 사내를 꼭 닮아 있었다. 그래도 그 사내는 끝까지 자기 아이가 아니라고 했다. 아이 아빠는 아닐지라도 그 사내는 그녀에게 우리보다 더 필요한 사람이었다.
 그 사내는 그녀의 울타리가 되어주고 있었다. 한쪽 다리를 절고, 말이 어둔한 채로 노숙을 하는 그녀는 사람들의 놀림감이 되기 일쑤였다. 그것을 사내가 막아주고 있었다. 그 대가로 그녀는 사내의 방 값을 지불하고 있었다. 방 두 개에, 월세로 32만원을 주었다. 월 40만원의 보조금을 받아 32만원을 세로 주는 생활은 궁핍할 수밖에 없었다.
 우리는 수시로 그녀를 찾아가 필요한 것들을 마련해 주었다. 아이 돌에는 노숙자 진료소에서 잔치까지 마련해 주었다. 사진도 같이 찍고, 모자가 달린 예쁜 겨울옷과 폭신한 이불도 사 주었다. 어려운 처지의 쪽방 사람들도 마음을 모아 음식을 준비해 주었다. 우리는 모두 진심으로 축하해 주었다. 그녀도 아이도 행복해 보였다. 노숙자 진료소 한쪽 벽면에는 그때 찍었던 사진이 아직도 걸려 있다. 많은 사람들이 서로 어깨를 맞대고 환하게 웃고 있다.
 지금까지 진료소의 기쁨이 되었던 그녀를 지하철에서 본 것이었다. 진료소의 마스코트인 상진이가 앵벌이가 되어 내 앞에 나타난 것이었다. 나는 그녀를 쳐다보고 있을 수 없었다. 무엇이 어디에서 잘못 되었는지 알 수가 없었다. 처음에는 그녀를 보고 그럴 수가 있냐고 따지고도 싶었다. 그러나 그렇게 하지는 못했다.

 며칠 후 그녀가 내 병원으로 왔다. 목 뒤에 생긴 혹 때문이었다. 진료소에서 보았을 때와 달라진 것이 전혀 없었다. 어눌한 말투와 약간 찡그린 듯한 얼굴 표정. 그 날 나를 보지 못한 것이 분명했다. 그녀가 나를 보았다고 하더라도 달라질 것이 아무 것도 없을 터였다. 내가 알기 전부터 그녀에겐 그게 생활이었을 수도 있었다. 내가 몰랐을 뿐. 그녀에겐 부끄럽다는 것 자체는 이미 사치였을 수도 있었다. 그녀의 자연스러움이 더욱 나를 혼란스럽게 했다.

목 뒤의 혹은 작은 귤 정도 크기였다. 주위 조직과 유착이 심하지 않은 것으로 보아 지방종 같았다. 수술은 쉬워 보였다. 하지만 나는 그 날 수술을 하지 않았다. 예약된 수술 때문에 바쁘다는 핑계를 댔다. 그녀가 병원을 빠져나간 후, 오후 내내 한 생각에 사로 잡혀 있었다. 내가 그녀를 지금까지 바라보았던 것은 무엇일까. 값싼 연민이었을까 허영 아니면 오만이었을까. 그저 허공을 헤집는 나에게 그녀는 하늘과 땅 사이를 뒤뚱거리며 걸어가는 슬픈 오리 같은 모습으로 다가왔다.
　삼일 후 병원에 와서 그녀는 수술을 했다. 예상했던 대로 혹은 지방종이었다. 수술을 하는 동안 그 날의 일을 묻고 싶었지만 하지 못했다. 계속 앵벌이를 하는지, 왜 그렇게 사는지 묻고 싶었다. 그 뒤 치료를 받기 위해 몇 번을 더 왔지만 나는 묻지 않았다.
　오늘 감기에 걸려 진료소에 온 그녀를 보았다. 지하철에서 보았던 그녀의 모습이 아직도 눈에 아른거렸다. 그녀의 표정이 밝아 보였다. 며칠 전부터 상진이가 혼자 선다는 거였다. 등에 업힌 아이의 눈빛은 초롱초롱했다. 아이를 진찰실 의자에 내려놓자 등받이를 잡고 금세 일어섰다. 덩달아 신이 난 그녀는 아이를 진찰실 바닥에 내려놓았다. 그녀가 두 손을 잡아주자, 아이는 세상을 향해 뒤뚱뒤뚱 발을 옮겼다.
　어쩌면 그녀는 쓰레기처럼 세상 밖으로 버려지지 않을까 하는 두려움과 언젠가는 이 세상 한가운데에서 화려한 꽃으로 다시 태어나고자 하는 욕망 사이에 있는지도 모른다. 겨울바람을 맞고 선 가로수에겐 죽은 나무의 버팀목이라도 있었다. 앵벌이를 하는 그녀에겐 그런 것조차도 없었다. 그런 그녀에게 살점을 다 발라낸 가시 같은 세상은 보듬고 살기에 너무 힘든 일일지도 모른다.

　지체장애인 여자의 출산을 돕고 돌잔치도 함께 축하해 준 우리들에게 여자는 아이를 밥벌이의 도구로 이용하였다. 그러나 '도와준다'고 생각한 것은 우리들의 착각인지도 모른다. 그 여자에게는 또 다른 생활이 있었고 아이를 이용해야 하는 현실이 있었던 것이다. 지하철에서 상진이를 업고 있던 여자를 본 뒤 내가 가졌던 분노는 어쩌면 부끄러움일지도 모른다.

　우리는 여자의 버팀목이 되지 못했다. 그러나 여태까지 '도움'을 준다고 생각했던 것이다. 겨울나무 같은 여자에게 우리 사회는 이제라도 버팀목의 역할을 해야 할 것이다. 그래서 상진이의 맑은 눈빛이 앵벌이로 이용되지 않도록.

　인적이 끊어진 버스정류소, 얼굴에 다가오는 겨울바람이 더 차다. 그 차디찬 바람 속에 몸 하나 옹그리지 않고 당당히 서 있는 겨울나무 위로, 진료소에서 보았던 그녀의 얼굴이 보인다. 언제나처럼 약간 찡그린 듯 웃고 있는 얼굴이다.

꼽추 물고기

— 특별한 당신만을 위해… 준비했습니다.
 플래카드를 멍하니 바라보며 한참동안을 서 있었다. 도시 한복판에 자리한 우아한 '롯데 캐슬' 이라는 아파트 모델 하우스 앞에서, 나는 어디를 가고 있다는 것도 잊은 채 '특별한 당신' 이 되어 감상에 젖어 있었다.
 격주로 하는 노숙자 진료에 가는 길이었다. '롯데 캐슬'에 쪽방을 짓는다면 몇 개나 지을 수 있을까. 사실 나도 노숙자 진료를 하기 전에는 쪽방이 어떤 곳인지 알지 못했다. 쪽방은 아이 엠 에프 이후 노숙자들이 얻어 자는 한두 평 크기의 방을 말했다. 보증금 없이 일세 오천 원 혹은 일만 원이었고 월세로는 십오만 원이었다. 무료 봉사를 한답시고 별다른 준비도 없이 노숙자 쉼터 '사랑의 그루터기'를 찾았던 우리는 그다지 오래 가지 않아 여기까지 찾아와서 진료를 받을 사람이 많지 않다는 사실을 알게 되었다. 저녁이 되면 그들은 대부분 술을 마시거나 그냥 지쳐 쓰러져 버렸기 때문이었다.
 그 여자를 처음 본 것은, 쪽방에서 직접 방문진료를 하던 첫날이었다. 두 평도 되지 못하는 방에서 그녀는 휴대용 가스버너에 라면을 끓이고 있었고, 그녀의 남편인 듯한 사내는 지지직거리는 고물 텔레비전을 만지작거리고 있었다. 언제 감았는지도 모를 헝크러진 머리, 검게 그을린 얼굴, 금방이라도 흘러내릴 것 같은 색 바랜 청색 체육복, 어눌한 말투…. 방안에선 생선 썩는 듯한 냄새가 진동을 했고, 방안엔 온갖 잡동사니들이 흩어져 정신을 차릴 수가 없었다. 그 한가운데에서 웃음기라곤 전혀 남아있지 않은 얼굴의 여자는 눈만 뻐끔거리며 우리를 바라보고 있었다. 흡사 짐승의 눈을 연상케 하는 눈빛이었다.
 순간, 나는 텔레비전에서 보았던 한 장면을 머리에 떠올렸다. 꼽추 물고기였다. 등뼈가 절로 굽어질 만큼 삭막한 환경 속에서도 마지막 하나 목숨만은 유지해 가고 있는 그 잔인하고 끈질긴 생명력.

그녀에게서 유난히 시선을 끄는 것은 터질 듯이 부풀어 오른 배였다. 금방이라도 새로운 생명이 가죽을 찢고 터져나올 것 같이 위태로운 배를 보는 순간 임신이란 고귀한 것이 아니라 참담한 업보처럼 느껴졌다. 그 생명의 존귀함과 그 생명을 싸고 있는 처참한 현실. 그 이율배반적인 삶의 이치가 그녀의 한 몸에 마구 뒤섞여 있었다.

"지금 저녁 준비하세요?" 인사치레 삼아 나는 그녀에게 말을 건넸다. 그러나 그녀는 내 말에 전혀 관심을 보이지 않았다. "배가 많이 부른 것 같은데, 산전 진찰은 받고 계세요?" 그 말에 그녀는 비로소 관심을 보이기 시작했다. 반짝 불꽃을 떠올리며 나를 바라보는 그녀의 모습은 의외로 젊었다. 아마도 삼십 대 초반일 터였다. "몇 개월 되셨어요?" 그녀는 또다시 고개를 수그렸다. 배를 보아 산달이 다 된 듯했다. 자글자글 끓고 있는 냄비의 뚜껑을 열자, 금방 그녀의 안경에 뿌옇게 김이 서렸다. 그녀는 라면을 반으로 쪼개어 물속으로 밀어 넣었다. "어디 아픈 데는 없어요? 이 쪽방에는 언제부터 사신 거죠?" 나의 연이은 질문공세에도 불구하고 그녀는 묵묵부답이었다.

그녀가 말문을 연 것은 힘겹게 이루어진 진찰이 끝난 다음이었다. 진찰이라야 혈압과 맥박을 재는 것이 전부였다. 그녀는 임산부가 주의해야 할 것은 커녕, 열 달 만에 아이가 태어난다는 사실도 모른다 할 정도로 지적 능력은 떨어져 보였지만, 아이에 대한 본능적인 집착은 대단한 듯 했다. 그녀와 사내가 만난 것은 지난 겨울 부산역에서 노숙자 생활을 할 때라고 했다. 그들이 함께 살게 된 것은 누가 먼저 그러자고 청한 것도 아니고 절로 이루어진 일이었다.

사내는 무심한 얼굴로 텔레비전 고치는 일만 계속했다. 내가 여자의 몸을 진찰하고 이야기를 나누는 동안 그는 전혀 내색을 내지 않았다. 한눈에 보아도 그는 착한 사람인 듯 했다. 나는 남자에게 아이는 어떻게 낳을 거냐고 물었다. 하지만 그들은 아무런 준비도 되어 있지 않았다. 그들이 우연히 노숙 생활을 하다가 함께 살게 되었던 것처럼, 아이에 대한 어떤 계획이나 준비도 되어있지 않았다.
 낳긴 낳아야 되는데…. 사내가 어눌한 말끝을 흘리며 말했다. 여자는 봉지를 잘라 스프를 넣고 몇 번 젓가락으로 라면을 젓더니 뚜껑을 닫았다. 그리고는 꼭 해야 할 말이 있는 사람처럼 사내와 날 번갈아 바라보았다.
 "우리 아긴데, 꼭 낳아야 해요!"
 여자는 오금이라도 박듯 그렇게 말하고는 입을 꼭 다물어 보였다. 따지는 듯 묻는 나의 말투가 그녀의 마음을 상하게 하였을지도 모를 일이었다. 하지만 나는 아이를 낳는 것이 얼마나 큰일인줄 알고 있는지 묻고 싶었다. 이런 곳에서 어떻게 키울 것인지도 묻고 싶었다. 그들을 보면서 살아가고 있는 것이 조금씩 죽어가고 있는 것과 다름이 없다는 생각을 하게 된 나에게 아이에 대한 그녀의 집착은 작지 않은 충격이었다. 하루에도 수많은 생명들이 낙태로 죽어 가는 것이 현실 아닌가. 하지만 그녀는 단지 아이를 낳아 기르기를 고집하고 있었다. 금방이라도 무너져 내릴 것 같은 두 평 남짓한 쪽방에서 그녀는 새 삶을 간절히 소망하고 있었다. 그녀는 남자와 마주 앉아 라면을 먹기 시작했다. 라면에 시어빠진 김치와 노랑무가 전부인 때늦은 저녁식사였다.
 오붓해 보이는 그들의 식사시간을 방해하고 싶지 않아 서둘러 방문을 나섰다. 방 입구에 어디에서 구했는지 잿빛 곰인형 하나가 웅크리고 앉아 있었다. 세상의 가시를 보듬고 사는 것 같은 그녀에게 아이는 어떤 의미일까. 전혀 예상치 못했던 일로 인해 혼란스러웠다. 그들과의 대화 끝에 여자의 뱃속의 아이에 관한 비밀을 알아버렸기 때문이었다. 그 아이는 사내의 아이가 아니었다. 누군가가, 세상의 누군가가 정신이 온전치 못한 그녀를 덮쳐 만들어 놓은 아이였다. 그 씨앗을 여자와 사내가 쪽방에서 라면을 먹어가며 돌보고 있었다.
 그 날의 방문 진료는 그것으로 끝나버렸다. 솔직히 더 이상 다른 사람을 만날 자신이 없었다. 진료를 마치고 가는 길에 바라본 모델하우스에는 아직도

〈특별한 당신을 위해 준비했습니다〉라는 문구가 여전히 뚜렷한 눈초리로 나를 바라보고 있었다. 그들도 매일 이 앞을 지나며 '롯데 캐슬'에 걸린 이 문구를 보았을 것이다. 이 모진 세상에서 마냥 부대끼며 목숨을 부지하는 그들에게 '특별한 당신'이라는 말은 결코 재현되지 말았어야 할 고통의 상형문자였을지도 모른다는 생각이 들었다.

나는 당장 그녀가 치료 받을 만한 곳을 찾기 위해 여기저기 알아보았다. 부산의료원이라고 저소득층을 위한 병원이 있긴 하지만, 행려자인 그들이 이용하기에는 쉽지 않았다. 다음날 내가 그녀를 데리고 간 곳은 송도에 있는 구호병원이었다. 아이를 낳은 후에도 계속 남아 산후조리를 할 수 있는 곳이었다. 진찰을 받고 난 다음날 그녀는 사내아이를 낳았다. 하루만 늦었어도 아이는 어떻게 되었을까.

며칠 뒤에 내가 갔을 때, 그녀도 아이도 건강해 보였다. 아이를 들여다보며 너무나 좋아하는 그녀의 모습을 보노라니 입가에 절로 웃음이 고였다. "아기 이름이 태양이에요. 애 낳기 전에 아빠가 지어주었어요." 묻지도 않았는데 자랑하듯 가르쳐주며 그녀는 연신 싱글거렸다. '태양. 박태양.' 몇 번을 되뇌어 보아도 잘 어울리는 이름 같았다.

그녀는 우리가 있는 것도 개의치 않고 가슴을 헤쳐 아이에게 젖을 물렸다. 젖이 너무 많이 나오는지, 아이는 이따금씩 고개를 돌렸다. 그때마다 아이의 얼굴에 쏟아진 젖을 닦아주느라 여자는 정신이 없었다. 약간 바랜 분홍색 환자복에 통통 부어있는 얼굴. 아이에게 젖을 물린 모습은 전형적인 엄마의 얼굴 그대로였다. 누가 보아도 역 주변을 배회하던 노숙자로는 보이지 않았다. 매끈한 진화의 도식 속에서 돋아난 돌연변이-꼽추 물고기 같던 그녀가 이룬 사랑의 결실은 청명한 가을 하늘을 배경으로 선 해바라기 같은 모습이었다.

버려진 침대처럼

 아침 출근길에 며칠째 아파트 구석에 버려진 침대를 보았다. 재활용 수거 차량에 실리고 있었다. 침대는 긴 세월 몸을 담아오느라 닳아진 신발처럼 모서리마다 헤어져 있었다. 어제 내린 비 때문인지 매트리스가 무거워 보였다. 차에 실리는 매트리스에서 한 쪽 다리가 툭 떨어져 나갔다. 침대를 실은 차는 떠나고 땅에는 떨어진 다리 하나만 남아 있었다.
 그것을 한참동안 멍하니 쳐다보았다. 한 쪽으로 굽어져 있었다. 굽어지도록 얼마나 많은 무게를 견디었을까. 얼마나 어깨를 짓누른 무게를 털어버리고 싶었으면 굽은 다리를 남겨두고 갔을까. 침대가 떠난 자리에서 나는 왜 굽은 다리처럼 슬퍼지는 걸까. 마치 큰 징이 한번 울린 것처럼 한 사람이 생각났다.
 "안녕하세요. 쪽방 상담소에서 왔습니다."
 방문을 열고 인사를 하자 심한 냄새가 코끝을 자극했다. 눅눅한 곰팡이 냄새였다. 습한 방안 공기 때문인 것 같았다. 그는 파리하게 마른 나무처럼 초췌한 눈빛으로 우리를 바라보았다. 그는 쪽방 한 구석에 술에 취해 멍하니 웅크리고 앉아 있었다. 두 평 남짓한 방바닥에는 언제부터 깔려져 있었는지 얼룩이 심한 이불이 뒹굴고 있었다. 방구석에는 놓인 휴대용 가스렌지에 냄비가 올려져 있었다. 냄비에는 언제 먹었는지 모르는 라면 면발이 말라붙어 있었다. 어디서 구했는지 검은 봉지 안에는 김치 몇 조각이 남아 있었다.
 "방에 잠시 들어가고 되겠습니까?"
 방바닥에는 한 사람이 앉을 만한 공간도 없을 정도로 물건들이 어지럽게 널려있었다. 우리는 이불을 한 쪽으로 치우며 방안으로 들어갔다.
 "방이 누추해서 어떻게"

어눌하게 뱉어내는 말투가 방안을 보여주기 싫은 모양이었다. 마른 모래처럼 뼈만 남은 그의 몸은 한 눈에 보기에도 병색이 완연했다. 이미 복수로 배가 불룩하고 눈빛이 노란 것으로 보아 간경화가 많이 진행 된 것 같았다.

우리는 가지고 간 5% 포도당 주사액에 비타민을 섞어 놓아주며 간단한 방문 카드를 작성했다. 처음 오십대는 되었을 거라고 생각했던 나의 예상과는 달리 주민등록번호를 보니 사십대 초반이었다. 의료보험카드는 있는지 생활비는 어떻게 해결하는지 등 몇 가지 물어보았다. 그는 간경화로 인해 의료보호 1종으로 정부에서 매달 주는 삼십만 원 정도로 생활하고 있었다. 방세로 십만 원을 내고 이십만 원 정도로 의식주를 해결하고 있었다.

우리는 병원에 가서 입원을 하는 것이 좋을 것 같다고 했다. 조그마한 관심이었지만 그것 덕분이었는지 냉랭하기만 하던 그의 얼굴빛이 부드러워 보였다. 술이 깨면 쪽방 상담소에 나와 병원에 가보기로 약속을 했다. 천장에 매달린 백열등 불그스레한 불빛은 꺼질듯 한 한 줄기 희망처럼 흔들거렸다. 가난이 벌벌 풍기는 움막 같은 방에 그를 버려두고 우리는 밖으로 나왔다. 빛보다 그림자로 더 오래 살아온 그의 가난을 해종일 앞뜰에 내어 놓고 말리고 싶었다.

일주일 뒤 그는 부산 의료원에 입원을 했다. 한 달 정도 입원을 한 후 그의 모습은 처음과 달리 많이 좋아져 보였다. 병원에 입원해 있는 동안 술을 끊을 수 있었다는 것이 가장 큰 성과였다. 우리는 퇴원한 그가 다시 술을 마시지 않기 위해서는 무언가를 해야 한다고 생각했다. 작은 리어카로 과일 장사를 할 수 있도록 약간의 돈을 마련해 주었다. 귤 서너 상자를 사다가 하루 종일 팔았다. 한 상자를 다 팔면 사오천 원이 남았다. 우리도 가끔 진료가 끝나면 들러 과일을 사가지고 가곤했다.

하지만 한동안 술을 끊었던 그가 다시 술을 마시기 시작했다. 거리마다 자기 자리가 있어 주위 사람들이 장사를 못하게 했던 모양이었다. 한번 마시기 시작한 술은 갈수록 심해졌다.

장사를 하지 않아 찾아갔을 때도 그는 방안에서 술을 마시고 있었다. 술을 마시면 거의 이성을 잃어버릴 정도까지 마시는 것이 쪽방 사람들의 특성이었다. 그때는 아무 말도 하지 않는 것이 상책이었다. 무슨 말을 해도 시빗거리가 되기 때문이었다. 나는 아무 말도 하지 않고 그대로 나와 버렸다.

그 이후에도 그러기를 반복했다. 다시 병원에 입원하는 것도 싫다고 했다. 그러다가 어느 날 갑자기 그의 행방이 묘연해졌다. 그 후 몇 달 동안 그의 행적을 알 수가 없었다. 그가 어떻게 되었는지 아는 사람이 전혀 없었다.

그의 소식을 다시 듣게 된 것은 육 개월 정도가 지난 여름이었다. 매주 수요일 저녁마다 아직 파악되지 못한 새로운 쪽방을 찾아가 진료를 하고 상담을 했다. 그곳에서 그와 술을 자주 마시던 사람을 만났다. 그에게서 그의 소식을 알 수가 있었다.

그가 두 달 전에 죽었다는 거였다. 술을 마시다가 새벽에 거리에서 쓰러져 죽었다는 거였다. 무연고자로 처리되어 화장을 했을 거라는 이야기였다. 도시의 한 구석에 버려진 그의 모습이 눈에 선했다. 깡마른 얼굴에 볼록한 배를 움켜쥐고 거리에 붉은 피를 울컥 쏟아내며 죽어갔을 모습이 떠올랐다.

그는 아파트 한 구석의 버려져 재활용 수거 차량에 실려 간 침대처럼 화장터로 실려 갔을 것이다. 누구의 관심도 없이 거리에서 치워졌을 것이다. 침대가 남기고 간 굽은 다리를 쳐다보며 그의 생각에 뭉긋이 슬픔에 젖는다.

인연
―인연이란 마음이 내는 길이다.

 5년 전, 눈이 올 것처럼 구름이 잔뜩 낀 날이었다. 노숙자 쉼터에 있는 진료실로 한 여인이 찾아왔다. 어눌한 말투와 뒤뚱거리는 걸음걸이, 굽은 등에 작은 키, 언뜻 보아도 그 동안 겪었을 어려움들이 한눈에 보이는 행색이었다.
 그 여인이 쉼터에 오게 된 것은 만삭이 다 된 임산부의 절박함 때문이었다. 며칠 후 쉼터에 연계된 산부인과의 도움으로 3.5kg의 사내아이를 분만했다. 장애가 있어 정상 분만이 힘들어 수술을 하긴 했지만 엄마도 아이도 건강했다. 산고를 잊고 아이를 안고 웃는 모습을 보니 그녀도 평범한 여인이었다.
 하지만 출산이 끝이 아니었다. 퇴원 후 생활이 더 문제였다.
 그녀가 역 근처에서 노숙을 하게 된 것은 일 년이 조금 넘었다고 한다. 그 전에는 대구에서 살았으며 부모는 이미 돌아가셨고 이곳에는 아무런 연고도 없었다. 부모님이 돌아가시고 난 후 대구에서 결혼을 하긴 했는데 아들을 한 명 낳고 곧바로 그 집에서 쫓겨났다고 했다. 아마 씨받이 역할을 한 것 같았다. 그 후로부터 부산으로 내려와 노숙을 하고 있었다.
 대부분 노숙을 하는 여인은 혼자서 지내는 경우 주위 노숙자들에게 괴롭힘을 당하기 일쑤였다. 그래서 남자와 같이 지내며 보호도 받고 잠자리도 해결하는 경우가 다반사였다. 그나마 다행이라고 할까 아이 아버지는 아니라고 했지만 계속 돌봐주는 남자가 산모의 옆에 있었다.
 나중에 안 사실이지만 그 남자가 굳이 자신과 닮은 아이를 보고 아버지가 아니라고 했던 이유가 있었다. 정상인 아빠가 있는 것보다 장애 엄마와 아이만 있는 경우에 정부에서 지원되는 생계비가 훨씬 많다는 것을 그 남자는 알고 있었던 것이다.

아이는 첫 돌까지 큰 탈 없이 잘 자랐다. 쪽방이지만 같이 생활할 거처도 있었고, 생계비 지원도 받고 주위에서 도움도 주어 부족하나마 생활을 유지할 수 있었다. 하지만 그동안 지하철 앵벌이를 하며 지내온 여인이 출산 후에도 앵벌이를 그만 두질 못하는 것이 문제였다. 앵벌이는 그녀가 쉽게 돈을 벌 수 있는 유일한 방법이었다. 우리는 몇 번을 말려보았지만 그 때 뿐이었다. 아이를 업고 앵벌이를 하면서 더 많은 돈을 벌게 되자 그 정도는 더 심해졌다. 아이에게 해서는 안 되는 일이었다. 우리의 간섭이 심해지자 그녀와 남자는 몰래 떠나버렸다. 그 뒤에도 지하철에서 계속 앵벌이를 한다는 소리가 들리긴 했지만 점점 소식이 뜸해졌다.

그녀가 우리 앞에 다시 나타난 것은 얼마 전이었다. '긴급출동 SOS 24'라는 TV 시사프로그램이었다. 아이가 엄마와 같이 지하철에서 앵벌이를 하고 있다는 내용이었다. 주위에서 아이를 보고 신고를 한 것이다. 엄마는 알코올 중독에 빠져있는 상태였고, 아이는 앵벌이를 시키기 위해 먹이지 않아 건강상태가 엉망이었다. 아이의 식사는 하루에 한 끼가 고작이었고 그것도 밥에 간장이나 김이 전부였다고 했다. 더 나은 앵벌이 도구가 되기 위해 아이는 점점 불쌍하게 만들어지고 있었던 것이다. 방송 이후 엄마는 연고지가 있는 대구에 한 알코올 중독 치료 병원에 강제로 입원이 되고, 아이는 아동보호시설에 입소하게 되었다.

그 시설에 평소 진료소와 왕래가 있던 사회복지사가 근무하고 있었다. 그 아이가 시설에 보호되고 있다는 연락이 왔다. 아이를 다시 보게 된 것은 4년 만이었다. 아이는 심한 영양결핍으로 발육이 제대로 되지 않은 상태였고 약간의 지적발달 장애를 가지고 있었다. 우리는 가족회의를 통해 그 아이를 집으로 데려오기로 결정을 했다.

주말에 아이를 만나러 갔다. 시설은 붉은 벽돌로 된 2층 주택으로, 1층에는 사무실이 2층에는 아이들이 생활하고 있었다. 시설에는 그 아이 말고도 6명의 아이가 생활하고 있었는데 유독 아내의 마음을 더 잡아끄는 어린 아이가 있었다. 이미 다른 가정으로 위탁이 된 아이였는데 돌보던 위탁모가 다리에 골절상을 입게 되면서 갑자기 시설에 다시 오게 된 것이었다. 아직 돌도 되지 않은 10개월 된 아이였다.

대부분 가정위탁지원센터에 보호되는 아이는 친부모가 있는 아동들이었는데 이렇게 어린 아이는 드문 경우라 하였다. 그 아이를 만나고 온 아내는 두 아이를 다 데리고 올 생각을 했다. 하지만 그것은 마음뿐이었다. 위탁을 하려면 친자녀를 포함해 네 명이 넘으면 안 된다는 규정이 있었다. 아내는 마음 아파했지만 손길이 더 필요했던 어린 아이를 데리고 올 수밖에 없었다. 그리하여 우리 집은 아들만 넷이 되었다. 데리고 오지 못했던 아이는 얼마 지나지 않아, 누나가 있는 다른 가정에 위탁이 되었다는 소식을 들었다. 계속 마음이 쓰였는데 다행스러웠다.

그렇게 우리 집 막내가 된 하늘(가명)이가 온 지 얼마 되지 않아 첫 돌이 되었다. 막내는 친부만 있었다. 아이가 태어나자마자 생모와 헤어진 아빠는 집도 없이 친구의 단칸방에 얹혀 몇 개월 혼자 애를 키우다 어쩔 수 없이 시설에 아이를 맡기게 되었다고 한다. 아이가 처음 시설에 왔을 때는 목욕을 언제 했는지 모를 정도로 머리카락은 엉켜 엉망이고 온 몸에는 담배냄새로 절여진 심각한 상태였다고 했는데 다행스럽게 건강하게 잘 자라 돌을 맞게 된 것이었다.

친부에게서 돌잔치를 하겠다는 연락이 왔다. 그래서 우리는 그 후에 따로 조촐하게 가족끼리 돌잔치를 할 계획이었다. 돌이 되기 일주일 전 사정상 돌잔치를 하지 못하겠다며 다시 연락이 왔다. 우리는 서둘러 돌잔치를 하기 위해 뷔페를 예약하고 준비를 했다. 며칠 후 아빠로부터 또 연락이 왔다. 돌잔치에 참석하고 싶다는 거였다.

처음에는 어떻게 할까 많은 고민을 했다. 친부의 마음이 이해가 되면서도 걱정이 되는 것이 사실 친부가 있는데 우리가 부모 역할을 할 수도 없고, 그렇다고 드러내놓고 소개하기도 그렇고 난감했다. 그러다 한 시간 전에 미리 뷔페에서 만나 막내와 친부를 위한 돌잔치를 하기로 의견을 모았다. 돌상 앞에서 기념사진도 찍고, 뷔페에서 차린 음식이지만 미역국도 같이 먹었다. 짧은 시간이지만 훗날 막내가 컸을 때 친부에 대한 기억이 좋게 남아있기를 바랬다.
　셋째가 열한 살이니 십년 만에 하는 돌잔치였다. 모두가 진심으로 축하해 주는 자리였다. 우리 아이들에도 평생에 남을 기억이 되었을 것이다. 돌상에서 막내가 무엇을 골랐으면 좋겠냐고 사회자가 물었다. 나는 돈이라고 했고, 아내는 청진기라고 했다. 막내는 주저 없이 돈을 골랐다. 그렇게 돌잔치는 즐겁게 끝이 났다.
　"모든 인간은 다 천사다. 모든 천사는 다 인간이다. 그러나 사랑이 없으면 인간은 천사가 아니다. 선이 없으면 천사도 다 인간이 아니다."라는 글을 본 적이 있다.
　막내가 집에 오게 되면서, 우리 가족 모두가 조금씩 다 선해졌다. 우리 가족은 서로 기저귀도 갈아주고 분유도 타 주며 아이를 통해 사랑을 배우고, 아이는 온갖 재롱을 떨며 우리에게 웃음을 주었다. 아이나 우리나 서로에게 준 것보다 받은 것이 더 많다.
　다음 달이면 막내가 집에 온지 2년이 되어간다. 얼마 전 안타까운 소식이 들려왔다. 위탁이 되었던 그 아이가 시설로 다시 돌아왔다는 것이다. 그 위탁가정에서 제대로 적응하지 못하고 또 새로운 가정을 찾아야 한다는 것이었다. 그 아이가 다시 돌아온 것이 우리 잘못 같았다. 아직도 아이의 친모는 알코올중독으로 입원치료 중이어서 아이를 쉽게 데려다 양육할 수 있는 처지가 아니었다. 아이에게는 장기적으로 위탁을 해줄 가정이 필요한 처지다.
　2년 정도 지나면 우리 집 큰 애가 열여덟이 된다. 성인이 되면 자녀의 인원에서 제외되어 한 명을 더 위탁할 수 있다. 그 때가 되면 우리가 위탁을 하는 것이 어떨까 생각 중이다. 주위 사람들도 아이가 태어날 때부터, 다시 시설에 오게 된 것까지 다 계속 되는 인연이라며 그렇게 하는 것이 좋겠다고 한다.
　막내가 우리 집에 왔던 것처럼 그 아이와 인연도 쉽게 끊어질 것 같지는 않다. 선한 인연이란 마음으로 새기는 행복의 지도 같은 것이라 생각한다.

그의 귀향

저녁 늦게 부산역에 내리면 생의 겨울을 나는 사람들을 볼 수가 있다. 신문 몇 장을 덮고 가자미처럼 바닥에 엎드려 죽음과 같은 잠에 들어있는 사람들을 만날 수가 있다.

가끔 방송을 보면 노숙자가 지나가던 행인을 찔러 죽게 했다든지, 자기들끼리 술에 취해 난동을 부려 역을 이용하는 시민들의 눈살을 찌푸리게 했다는 기사들이 나온다. 노숙자란 마치 이 세상에 해만 끼치는, 다른 종족인 것처럼 말하는 것을 느낄 수 있다.

하지만 저들 중에는 세상으로부터 버림 받기 전까지 누구보다 열심히 자신의 생을 산 사람도 있다는 것을 아는 사람은 많지가 않다. IMF 같은, 개인이 감당하기 힘든 일들 때문에 어쩔 수 없이 세찬 바람을 맞으며 하루하루를 견디고 있는 사람들도 있다.

내가 그를 만난 것은 노숙자 무료 진료소에 상근하는 간호사가, 화상이 심해 진료소에서 치료를 하기가 힘들다며 우리 병원으로 데리고 왔을 때 였다.

뜨거운 국통이 넘어지면서 바지 위에 쏟아져 입은 화상이었는데 양측 다리에는 커다란 물집이 군데군데 잡혀 있었다. 옷을 벗기고 물집을 제거하고 치료를 했다. 화상은 2도 정도로 생각보다는 심하지 않았지만 2주정도 치료를 해야 할 것 같았다.

치료를 마치고 차를 한 잔 마시며 이것저것 이야기를 건네 보았다. 벌써 시월 말인데 그 상처를 가지고 육십이 다된 몸으로 노숙을 하기에는 무리라는 생각이 들었다. 치료가 끝날 때까지 만이라도 임시로 거주할 수 있는 쪽방을 구해 볼 생각이었다. 역 주위에는 월 15만원 정도를 주면 구할 수 있는 쪽방이 많이 있었다.
 그는 한사코 싫다고 하였다. 역 안에서 자면 별로 춥지도 않고 그곳이 편하다는 거였다. 노숙을 하는 것이 어찌 편할 수 있겠는가. 더 이상 신세를 끼치고 싶지 않은 마음이라고 생각했다. 나로서도 어쩔 수가 없었다.
 그는 부산역에서 점심을 제공하는 무료급식소에서 봉사를 하면서 끼니를 해결하고 있었다. 그 날도 무료 급식을 하기 위해 두 사람이 국을 옮기다가 넘어지면서 다친 거라고 했다.
 치료를 제대로 받지 않아 상처에 염증이라도 생기면 걱정이었다. 염증이 생기면 화상이 더 심해지고 상처가 잘 낫지 않을 수도 있었다. 나는 매일 부산역에서 버스로 20분 정도 걸리는 이곳까지 올 수 있겠느냐고 물어보았다. 그는 올 수 있다고 하면서 걱정하지 말라고 했다.
 다음날 오후에 그는 이곳을 찾지 못해 몇 정거장을 더 지나쳐버려 30분을 넘게 걸어서 병원을 찾아왔다.
 양측 다리를 한번 치료하는데 20분 정도가 걸렸다. 치료를 하면서 이런저런 이야기를 했다. 이야기는 내가 주로 묻고 그가 대답하는 식이었다. 언제부터 노숙을 했는지, 왜 노숙을 하게 되었는지, 가족들은 있는지, 고향은 어디인지 화상을 치료하는 동안 덜 아프도록 계속해서 말을 건넸다. 그는 치료하는 동안 묻는 말에 싫어하는 기색 없이 이야기해 주었다.
 일주일 정도 치료를 하면서 그에 대해 많은 것들을 알게 되었다.

 그는 4년 전부터 부산역에서 노숙을 하며 지내고 있었다.
 노숙하기 전까지 전국에서 제법 큰 건어물 도매상이었는데 주로 배를 대상으로 오징어를 사서 반건조 상태로 손질을 해서 전국 주요 소매상에게 넘기는 일을 했다. 제법 규모가 큰 사업이었다. 지금도 자갈치 시장에 가면 그때 거래하면서 알고 지냈던 사람들이 많아 그 쪽에는 얼씬도 하지 않는다고 했다.
 IMF가 오기 전까지 해운대에 사천 평이 넘는 땅을 가지고 있을 정도로 큰 돈을 모았다고 했다. IMF가 닥치면서 외상으로 물건을 가져갔던 사람들이 모두

쓰러지고 자신은 빚만 떠안게 되었다고 했다. 8억 정도의 빚을 감당하지 못하고 부도가 났고 가지고 있던 전 재산을 팔아 빚을 다 청산하고 나니 빈털털이가 되었다고 했다. 그래도 빚이 남지 않은 것만도 다행이라고 했다.

오징어 배 한 척만 잘 계약해서 넘기면 오천만원은 거뜬히 남았다며 옛 일을 무용담처럼 이야기했다. 사업을 한다고 전국의 항구를 돌아다니면서 만난 여자와 살림을 차렸다는 이야기도 했다. 여자는 그보다 열 살 아래였고, 둘 사이에는 아들이 한 명 있다고 했다. 사업이 잘 되었을 때는 여자가 있는 것도 별 문제가 되지 않았다고 했다.

사업이 망하고 전 재산을 날리고 나니 그 여자도 떠나고 마누라와 자식들의 원성만 남았다고 했다. 그가 집을 나온 것도 가족들이 모두 좋아하지 않았기 때문이었다고 했다. 자식들과 마누라는 처가에서 마련해준 집에서 살고 있다고 했다. 작은 슬레이트집이지만 그 집이라도 있어 다행이라고 했다. 일 년에 몇 번 있는 제사 때에는 꼭 집에 간다고 했다. 그 일만은 꼭 해야 되는 사람처럼 잘라 말했다. 집은 부산에서 기차로 사십 분정도 걸리는 밀양에 있었다.

그가 부산역에서 노숙을 하게 된 이유는 같은 사업을 할 때 알고 지내던 박씨라는 사람 때문이었다. 사 년 전 무작정 부산으로 와서 역을 배회할 때 만난 사람이 박씨였다. 박씨는 포항에서 그보다 훨씬 크게 사업을 했던 사람이었고 IMF에 이십 억 정도의 부도를 막고 부산역에서 노숙을 하고 있었다. 나이는 오십대 초반으로 그보다 어렸지만 둘은 서로의 사정을 잘 알기에 편해 같이 지내게 되었다고 했다.

박씨는 그래도 그보다 낫다고 했다. 가끔 찾아와 어쩔 수 없이 그렇게 된 거니 잊어버리고 다시 시작하자는 부인과 아이들이 있다고 했다. 하지만 아직도 3억 정도의 빚이 남아있는 박씨는 이곳이 편하다며 계속 노숙을 한다고 했다. 그러면서 박씨에게 그런 가족이 있다는 것이 무척 부러운 듯, 우리 마누라는 볼 때마다 나가 죽으라고 한다며 가족들에 대한 서운한 마음을 털어 놓았다.

치료를 하면서 알게 되었지만 아버지 제삿날이 며칠 후였다. 반기는 사람은 없어도 그가 일년에 몇 번은 꼭 집에 간다는 날이었다.
"내일은 집에 가 보셔야죠?"
"가봐야지."
짧게 뱉어내는 그의 말투에 진한 여운이 배어있었다.
"제사를 준비하는 사람은 있습니까?"
"마누라가 준비하고, 아버지 제사니까 아마 옆에 사시는 숙모도 오실거야."
"언제 가시려고요."
"내일 오후에나 갔다가 와야지."
"왜 가시면 주무시고 오시죠."
"뭐 그냥 오지. 반기는 사람도 없어. 그게 편해."
"아버지 제사인데 소고기라도 한 근 사가지고 가셔야지요. 고기 살 돈은 있습니까?"
"고기라도 한 근 사가지고 가긴 가야 할 텐데."
그는 고개를 숙이며 길게 한숨을 뱉어 냈다. 나는 더 이상 말을 못하고 있는 그의 손에 돈 이만 원을 쥐어주었다.
"고기라도 한 근 사가지고 꼭 다녀오세요."
한참동안 말없이 고개를 숙이고 있던 그가 손등으로 눈을 꾹 눌러 닦았다. 고목나무처럼 깊은 주름이 진 손등 위로 눈물은 아픈 세월의 흔적처럼 묻어있었다.
검버섯이 툭툭 피어나기 시작하는 그의 얼굴에도 따뜻한 아버지가 살아있었다.
육십이 다 된 그의 얼굴에서 귀도 입도 마음도 말라 죽어가는 강대나무 같은 뭉긋한 슬픔이 느껴졌다.
병원을 나가는 그의 뒷모습을 오래 동안 쳐다보았다.
손에 고기 한 근을 사들고 아버지의 따뜻한 품을 생각하며 집으로 돌아가는 그의 얼굴을 그려보았다. 상처에 새살이 돋아나듯 지난 세월의 아픔들 다 잊어버리고, 그의 귀향이 영원한 귀향이 되었으면 좋겠다는 생각을 했다.

천형

 병원이 소란스러웠다. 뜨거운 커피를 바지에 쏟아 화상을 입고 치료 중인 아주머니 때문이었다. 젖은 옷을 벗겨 내는 동안 병원이 떠나갈 정도로 소리를 질러댔다. 화상 부위는 왼쪽 허벅지에 물집이 약간 잡힌 정도로 심하지는 않았다. 아주머니는 화상 부위에 손도 못 대게 했다. 치료하려고 손을 대기만 해도 치료할 손을 잡고 놓아주질 않았다. 제발 천천히 조심스럽게 하라는 거였다. 배시시 웃음이 저절로 나왔다. 진료를 마친 후, 진료실에 앉아 창밖을 바라보며 영원히 잊을 수 없는 기억 하나를 가만히 떠올렸다.
 외과 전공의 1년차에게 화상 환자란 피할 수 있으면 무슨 수를 써서라도 피해보고 싶은 숙제 같은 존재였다. 전공의 1년차는 걸어가면서도 잔다고 할 정도로 잠이 부족한 상태였다. 그러한 상태에서 화상 환자를 돌보는 일은 항상 버거운 일이었다. 거의 매일 상처에 달라붙은 거즈를 떼어내고 소독을 해주어야 했으므로 치료를 시작하면 한 시간은 기본이었다. 피곤이 극에 달한 전공의 1년차에게 그 한 시간은 버거울 수밖에 없었다. 그것도 하루 종일 진료에 지칠 대로 지친 한밤중에나 시작할 수 있었으니 그 힘겨움은 말할 수가 없었다. 치료를 시작하기 전에는 항상 거즈를 입에 물려주었다. 진통제를 아무리 투여하며 치료해도 아프다고 발버둥을 칠 만큼 환자의 고통도 극심했다. 비명이 터져 나올 때마다 아픔을 견뎌내기 위해 이를 앙다물다가 혹시 이가 상할까봐 취하는 일이었다. 화상치료는 환자나 의사 모두에게 고통스럽기는 마찬가지였다. 치료가 끝나고 나면 환자도 의사도 땀에 흠뻑 젖어 있었다.
 화상 환자도 화상정도에 따라 천차만별이었다. 한번은 고등학생들이 부탄가스를 흡입하다 화상을 입어 응급실에 실려 온 적이 있었다. 부탄가스를 흡입하고 있었던 상태라 그 중 두 명은 병원에 도착하자마자 목숨을 잃었다. 두 명은 상태가 심했다. 전신 90%의 화상으로 외상도 심했지만, 그것보다는 기도 화상이 더 큰 문제였다. 기도 화상이 심하면 사망할 확률이 두 배로 높아지는 것이 보통이었다. 환자들은 이삼일만에 안타깝게도 모두 목숨을 잃고 말았다. 화상은 혈기왕성한 젊은 목숨을 단숨에 거둬버릴만큼 무서운 존재란 것을 다시 한번 실감한 사고였다.

응급실에 화상 환자가 오면 본능적으로 얼마나 일이 늘어나고 잠이 줄어들까 하는 생각을 했던 것이 사실이었다. 화상 환자를 두고 눈치만 볼 뿐 누구 한사람 선뜻 나서지 못 했던 것이 외과 전공의 1년차의 현실이었다. 어떤 환자를 맡든 그것은 자신의 운명이었다. 하루에 한 명씩 당직을 정해 그날 들어오는 화상 환자를 보기로 되어있었다.

장씨가 응급실에 실려 온 것은 일요일이었다. 그날은 내가 당직이 아니었으므로 화상 환자를 안보아도 되는 날이었지만 그날 화상 환자를 보기로 한 동료가 보고 있던 환자가 너무 많아 내가 맡게 된 거였다. 그는 전기 화상이었다. 전기 화상은 전기가 들어가고 나온 부위에 화상을 입게 되는데, 장씨의 경우에는 양측 손으로 들어가서 복부로 나온 상태였다. 양측 손가락이 심하게 그을려 있었고, 복부에 주먹만한 구멍이 뚫려있었다. 전기 화상은 전기가 안으로 지나가기 때문에 화상 직후의 상태보다, 날이 지날수록 점점 화상의 정도가 심해진다는 것이 문제였다. 도착할 당시 그 정도였으므로 직감적으로 며칠 내로 그가 목숨을 잃을 거라는 생각을 했다.

제일 시급한 것은 복부에 난 구멍으로 튀어나온 장들과 심하게 화상을 입은 간을 정리해 주는 일이었다. 환자의 상태가 좋지 않아 마취를 하고 수술을 할 수 있는 상태도 아니었다. 비닐 같은 인조피부로 대강 장들을 집어넣고 구멍을 막아주는 것이 치료의 전부였다. 예상했던 대로 이틀이 지나자 환자의 상태가 나빠지기 시작했다. 수액과 약을 아무리 주어도 상태는 점점 나빠졌다. 더 이상은 어렵겠다고 보호자에게 말을 했다. 마지막으로 보아야 할 사람이 있으면 와서 보도록 했다. 하루를 넘기기가 힘이 들 것 같았다. 그의 나이는 서른둘이었고, 다섯 살 된 아들과 세 살 된 딸이 있었다. 아빠의 모습을 보기 위해 병원에 온 아이들은 아무 것도 모른 채 천진난만하게 장난을 치며 놀았다. 그 모습이 주위 사람들을 더 가슴 아프게 했다.

　인공호흡기를 달고 있는 환자의 산소포화도가 아무리 해도 80% 이상 오르지 않았다. 보통 사람은 거의 90%이상의 산소포화도를 나타내는 것이 정상이었다. 나는 그때까지만 해도 수액이 부족하다고 생각했다. 화상 환자의 대부분은 체액의 손실이 매우 컸기 때문에 대부분 환자에게 보통 사람의 수십 배에 달하는 수액을 공급해주는 것이 보통이었다. 환자의 화상정도를 따져 계산된 양을 주게 되는데 항상 계산된 양이 필요한 양보다 적은 것이 대부분이었다. 그의 상태가 갑자기 나빠진 것은 나중에 안 거였지만 내가 계산해 준 수액의 양이 너무 많았기 때문이었다. 수액의 양이 너무 많아 폐부종이 생겨 혈압이 떨어지고, 산소포화도가 떨어졌던 거였다. 수액을 줄이고 인공호흡기의 모드를 바꾸자 곧 죽을 것 같던 그의 상태가 조금씩 나아졌다.

　보호자에게, 하루를 넘기지 못 할 거라던 나의 말은 물론 거짓말이 되어 버렸다. 그가 좋아졌다는 다행한 마음보다는 부끄러움이 온 몸을 덮쳐왔다. 어쩌면 나는 그를 처음 보았을 때부터 곧 나빠질 것임을 미리 단정하고 진단해버렸는지도 모르겠다. 아무런 의심 없이 나의 예상이 맞을 것으로 확신했고 그에게 사망선고를 내릴 준비를 했던 것이다. 지금 생각해도 전신에 힘이 쭉 빠질 만큼 무서운 일이었다. 며칠이 지나자 인공호흡기도 떼고 물을 마실 수 있을 정도로 상태가 좋아졌다. 매일 저녁마다 상처를 치료하느라 사투를 벌여야 했지만 피곤함보다는 살아준 그가 고마울 따름이었다.

　그의 건강이 좀 나아진 뒤에 들은 이야기는 대충 이러했다. 그는 포크레인 기사였다. 사고를 당한 날은 비번이었던 일요일이었다. 동료가 갑자기 빠지는 바람에 거절하지 못하고 일을 하다 사고를 당한 거였다. 옆에서 일하던 기중기가 고압선을 건드려 넘어지면서 그의 포크레인을 덮쳤다. 기중기 기사는 즉사했다. 어쩌면 영원히 장애를 갖고 살지도 모르는 이 불행을 원망할 만도 한데 장씨는 전혀 그런 내색을 하지 않았다. 자신의 현실을 누구보다고 잘 받아들이고 있었다. 치료할 때도 언제나 협조적이었다. 치료할 때마다 고통을 잘 이겨내는 그가 신기할 정도였다.

　손가락 몇 개를 잃긴 했지만, 제일 큰 문제는 복부에 생긴 주먹만한 구멍을 어떻게 해결하느냐는 거였다. 결손 부위가 너무 커 대체할 방법이 없었다. 인조 피부로 막아 놓으면 터지고 또 막고를 몇 번을 반복했다. 물론 많은 저널도 찾아보고 성형외과에 자문을 구해보기도 했다. 백방으로 알아보는 동안 인조피부 위로 서서히 가피가 생기면서 구멍이 막히기 시작했다. 인조 피부로 인한 합병증을 생각하지 않은 것은 아니었지만 어쩔 수 없었다. 다행히 걱정했던 다른 합병증 없이 복부의 결손 부위가 막히고 생명에 지장을 줄만한 문제는 거의 없었다. 양측 손의 재건술을 생각할 정도로 상태가 좋아졌다. 꼭 4개월만의 일이었다.

　양측 손의 재건술을 위해 성형외과로 전과가 되어 그는 다른 병동으로 옮겨 갔다. 성형외과에 간 후에도 가끔씩 들러 이야기를 나누곤 했다. 몇 달이 지난 후에 그가 부인과 함께 외과 병동으로 나를 만나기 위해 찾아왔다. 퇴원을 한다는 거였다. 양측 손은 재건술을 하기에는 너무 힘이 들어 절단을 하고 의수족을 한 상태였다. 복부 화상 부위는 생각했던 것보다 상태가 좋았다. 곧 죽을 거라 했던 나의 경솔함을 다시 한번 자책할 뿐이었다.

　그가 웃는 얼굴로 아직 아무도 모르는 일이라며 부인이 임신했다는 말을 했다. 내가 사망선고를 할 뻔 했던 사람에게 새로운 생명이 생겼다는 거였다. 너무도 기쁜 마음에 나도 모르게 그를 껴안았다. 진흙 속에 핀 연꽃 같은 생명이었다. 아니, 진흙에서 빠져 나왔다는 것은 그때까지 가슴 한켠에 드리웠던 내 죄책감이었는지도 몰랐다. 웃고 있는 그의 모습이 한없이 행복해 보였다.

　의사는 환자를 죽여가면서 배운다는 말이 있다. 겉으로 보면 분명 이것은 모순된 표현이다. 그러나 안을 천천히 들여다보면 이 표현이 모순된 표현이 아니라는 것을 이해하게 될 것이다. 지금도 환자를 보면서 어려운 결정을 해야 할 때마다 가끔 그를 생각한다. 그가 나에게 가르쳐준 '생명'은 너무 쉽게 포기해서도, 단정을 지어서도 안 될 귀한 것이라는 사실이다. 의사로서 살아야 할 나에게 그와의 만남은 너무나 소중한 것이었다. 평생을 아름답게 간직해야 할.

증례로 보는 하지정맥류

 증례 21
서 있으면 핏줄이 튀어나와요 - 52세, 여자

주호소와 증상 하지돌출, 하지동통

직업 상인

신장 체중 158cm, 61kg

출산경험 2회

과거병력 특이사항 없음

가족병력 없음

현재병력 20세 때부터 왼쪽 하지에 정맥류가 보였지만 별 증상이 없어 방치해두었더니 점점 정맥류가 커지고 장딴지 뒤쪽으로 통증이 심해 내원하였다.

현재증상 왼쪽 장딴지에 정맥류가 나타났다. (그림 1)

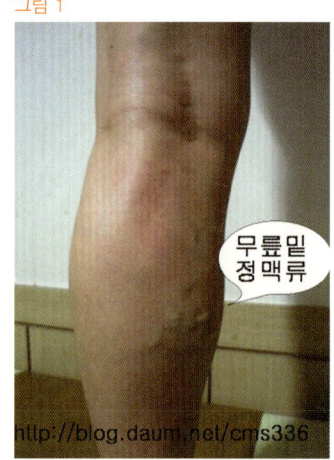
그림 1

검사소견 듀플렉스 혈관초음파 검사상 좌측 소복재정맥 부전이 확인되었다.(그림 2)

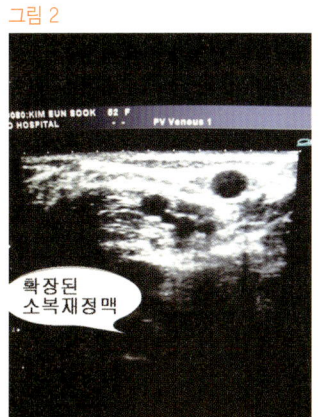

그림 2

치료 듀플렉스 혈관초음파로 소복재정맥과 정맥류를 확인하고 표시하였다.(그림 3) 전신수면마취 하에 소복재정맥 고위결찰술을 시행하고 냉동수술기(cryosurgery)를 이용하여 소복재정맥과 정맥류를 제거하였다.(그림 4) 압박스타킹은 2일간 착용하였다.

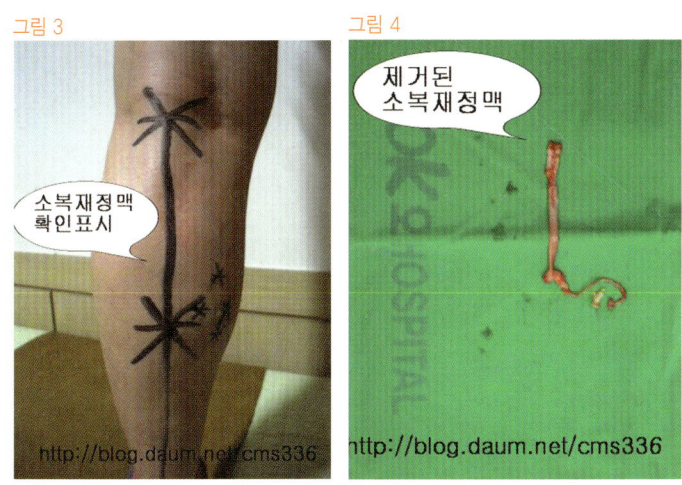

그림 3   그림 4

경과 수술 1개월 후 정맥류는 사라졌으며 하지동통도 좋아졌다.

증례 22

발목이 부어요 - 52세, 여자

주호소와 증상 하지돌출, 하지동통

직업 주부

신장 체중 162cm, 75kg

출산경험 2회

과거병력 특이사항 없음

가족병력 없음

현재병력 첫 아이 임신시에 정맥류가 나타났으나 방치해 두었다. 30년 정도 되었다. 수술이 무서워 지금까지 그대로 지냈다. 1년 전부터 하지통증이 생기고 발목 주위에 힘줄이 너무 튀어나와 진료를 받았다.

현재증상 초진시 우측 하지 발목 윗쪽으로 정맥류가 보였다.(그림 1,2)

그림 1

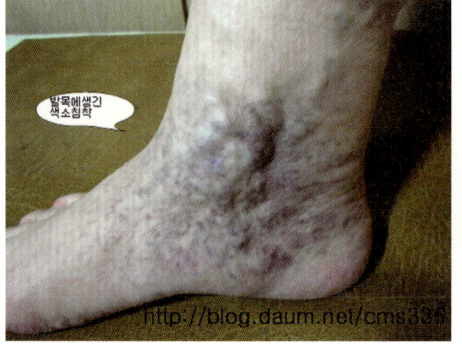

그림 2

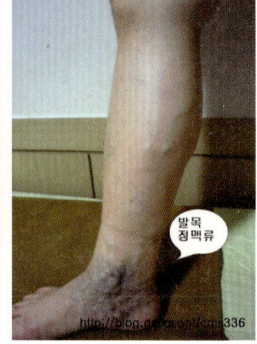

검사소견 듀플렉스 혈관초음파 검사상 우측 대복재정맥의 부전이 확인되었고,(그림 3) cotkett천공지에서 부전을 보였다.(그림 4,5)

그림 3
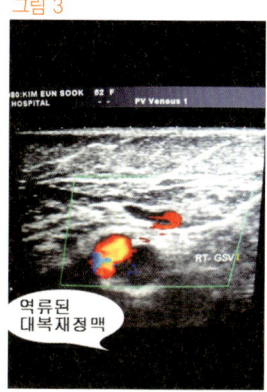

그림 4
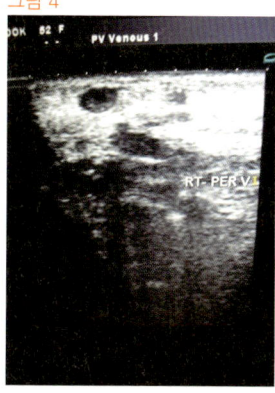

그림 5
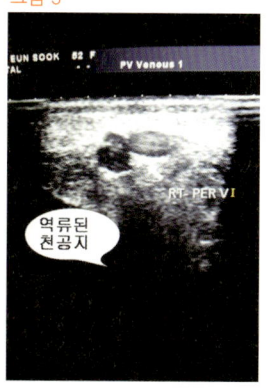

치료 듀플렉스 혈관초음파를 이용하여 대복재정맥과 정맥류를 확인 후 표시하였다.(그림 6) 전신수면마취 하에 우측 대퇴부에 정맥결찰 및 냉동수술기(cryosurgery)를 이용하여 stripping을 실시하였다.(그림 7) 발목 윗쪽의 작은 혈관은 3% fibrovein을 이용하여 천자경화요법을 실시하였다.(그림 8) 수술 후 1일 동안 cotton ball과 붕대로 압박하고, 1일째부터 압박스타킹(20~30mmHg)을 1주간 사용하였다. 수술 후 당일 퇴원하였다.

그림 6
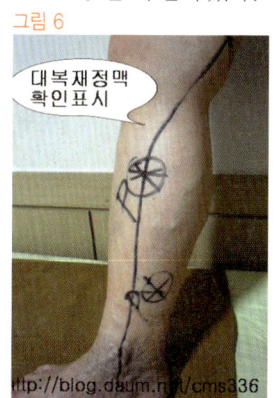

그림 7
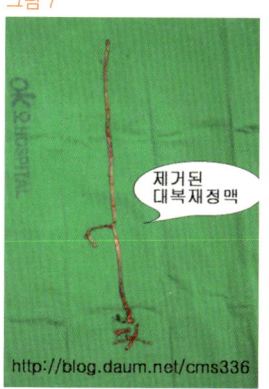

그림 8
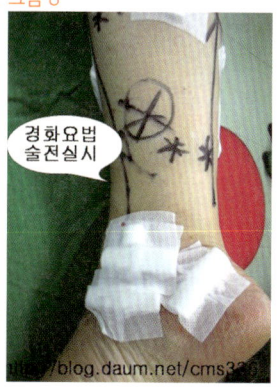

경과 수술 후 1주간 압박스타킹을 착용을 원칙으로 하였다. 1주 후 내원하여 천자경화요법을 실시한 부위에 생긴 혈전을 제거하는 시술을 받았다. 1개월 후 발목 윗쪽 정맥류는 보이지 않았다.

증례 23
힘줄이 커지고 아파요 - 55세, 남자

주호소와 증상 하지돌출

직업 회사원

신장 체중 179cm, 75kg

출산경험 (-)

과거병력 특이사항 없음

가족병력 없음

현재병력 30세 때부터 우측 장딴지에 정맥류가 나타났으나 방치해 두었다. 1년 전부터 하지통증이 생기고 점점 더 핏줄이 튀어나와 내원하였다.

현재증상 초진시 우측 하지 무릎 뒷쪽으로 정맥류가 보였다.(그림 1)

그림 1

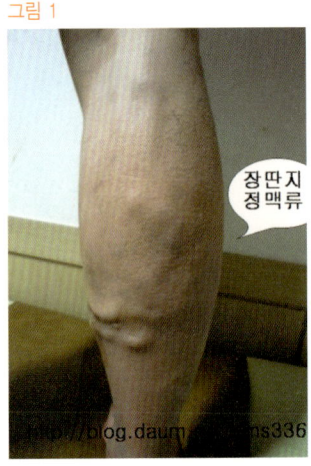

장딴지 정맥류

검사소견 듀플렉스 혈관초음파 검사상 우측 소복재정맥의 확장(12.9mm)이 무릎 위부위에서 확인되었고(그림 2) may천공지 역류가 확인되었다.(그림 3)

그림 2

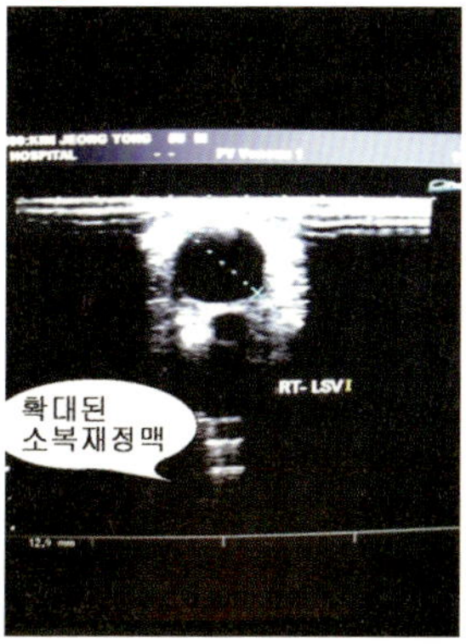

그림 3

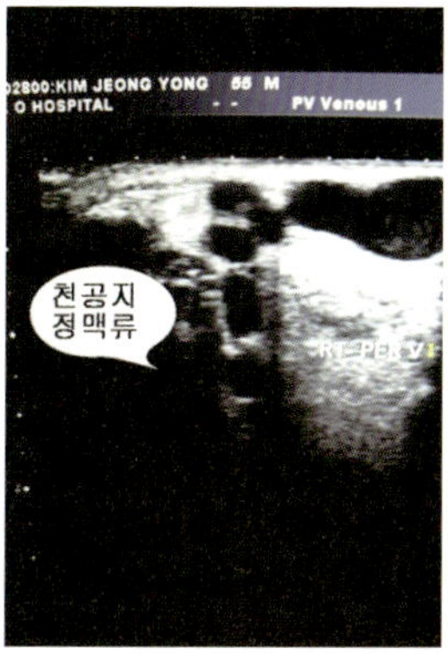

치료 듀플렉스 혈관초음파를 이용하여 대복재정맥과 정맥류를 확인 후 표시하였다.(그림 4) 전신수면마취 하에 우측 슬와부에 정맥결찰과 냉동수술기(cryosurgery)를 이용하여 stripping을 실시하였다.(그림 5) 수술 후 1일동안 cotton ball과 붕대로 압박하고, 1일째부터 압박스타킹(30~40mmHg)을 1주간 사용하였다. 수술 후 당일 퇴원하였다.

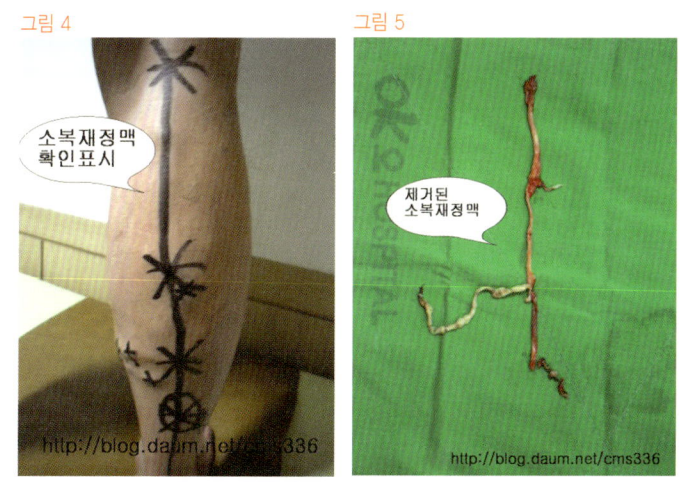

그림 4

그림 5

경과 수술후 1주간 압박스타킹 착용을 원칙으로 하였다. 1개월 후 정맥류는 보이지 않았다.

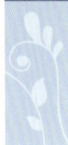

증례 24

다리가 아파요 - 23세, 남자

주호소와 증상 하지돌출

직업 경찰

신장 체중 178cm, 73kg

출산경험 (-)

과거병력 특이사항 없음

가족병력 아버지 정맥류

현재병력 2년 전부터 양쪽 다리에 정맥류가 나타났다. 오래 서 있으면 더 심해지고 통증이 생겼다. 요즘 점점 더 심해지는 것 같아 내원하였다.

현재증상 초진시 양측 하지 장딴지에 정맥류가 보였다.(그림 1)

그림 1

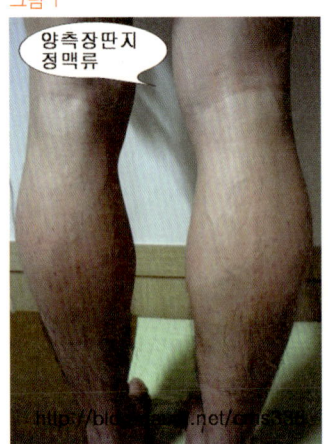

검사소견 듀플렉스 혈관초음파 검사상 양측 대복재정맥의 부전은 확인되지 않았으나 양측 소복재정맥 부전이 확인되었다.(그림 2)

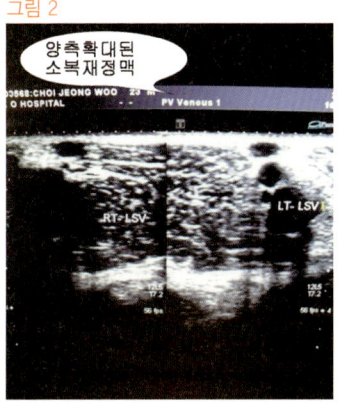

그림 2

치료 듀플렉스 혈관초음파로 대복재정맥과 정맥류를 확인 후 표시하였다. (그림 3) 전신수면마취 하에 양측 슬와부에서 정맥결찰 및 냉동수술기 (cryosurgery)를 이용하여 stripping을 실시하였다.(그림 4) 수술 후 1일 동안 cotton ball과 붕대로 압박하고, 압박스타킹(20~30mmHg)을 1주간 사용하였다. 수술 후 당일 퇴원하였다.

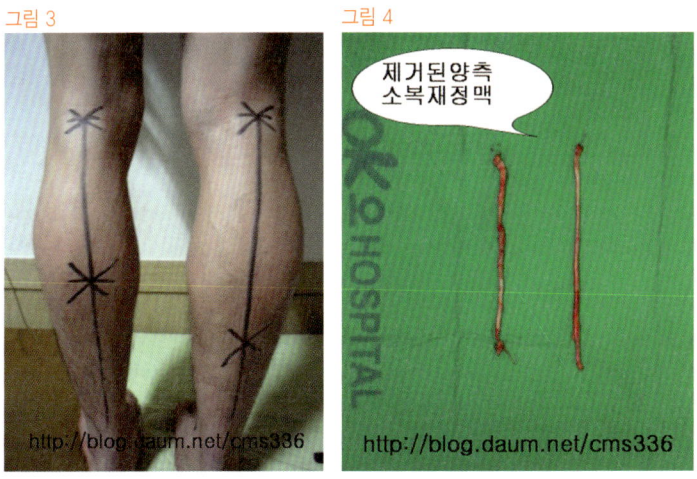

그림 3   그림 4

경과 수술 후 1주간 압박스타킹 착용을 원칙으로 하였다.
1개월 후 정맥류는 보이지 않았다.

증례 25

서 있으면 다리가 아파요 - 33세, 남자

주호소와 증상   하지돌출

직업   공익근무중

신장 체중   185cm, 95kg

출산경험   (-)

과거병력   특이사항 없음

가족병력   없음

현재병력   20세 때부터 우측 무릎 밑에 정맥류가 나타났으나 방치해 두었다. 몇 달 전부터 하지통증이 생기고 점점 더 튀어나와 내원하였다.

현재증상   초진시 우측 하지 무릎 밑으로 정맥류가 보였다. (그림 1)

그림 1

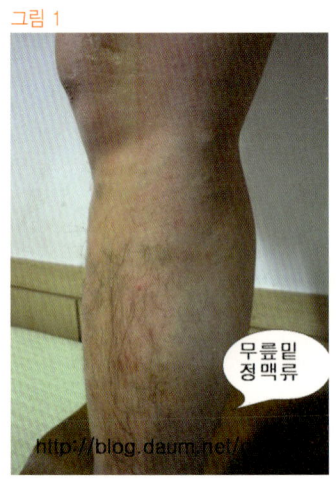

검사소견 듀플렉스 혈관초음파 검사상 우측 대복재정맥의 부전이 확인되었다.(그림 2)

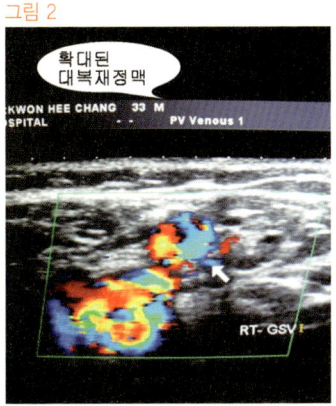

그림 2

치료 듀플렉스 혈관초음파를 이용하여 대복재정맥과 정맥류를 확인 후 표시하였다.(그림 3) 전신수면마취 하에 우측 서혜부에 정맥결찰과 냉동수술기(cryosurgery)를 이용하여 stripping을 실시하였다.(그림 4) 수술 후 1일 동안 cotton ball과 붕대로 압박하고, 1일째부터 압박스타킹(20~30mmHg)을 1주간 사용하였다. 수술 후 당일 퇴원하였다.

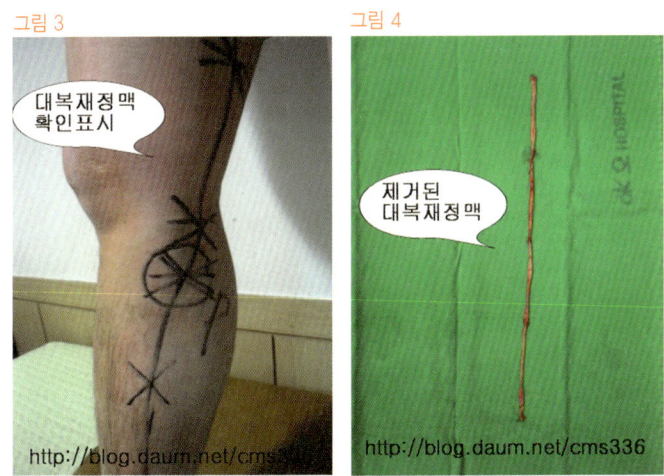

그림 3   그림 4

경과 수술 후 1주간 압박스타킹 착용을 원칙으로 하였다.
1개월 후 정맥류는 보이지 않았고 통증도 사라졌다.

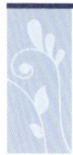

증례 26

힘줄이 튀어나와요 - 58세, 여자

주호소와 증상 하지돌출, 하지동통

직업 주부

신장 체중 160cm, 55kg

출산경험 2회

과거병력 특이사항 없음

가족병력 없음

현재병력 30년 전 첫 아이 임신시에 정맥류가 나타났으나 방치해 두었다. 1년 전부터 하지동통이 심해져 지인 소개로 본원에서 진료를 받았다.

현재증상 초진시 우측 하지 무릎 윗쪽으로 정맥류가 보였다. (그림 1)

그림 1

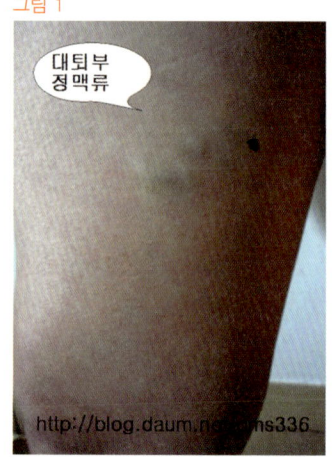

검사소견 듀플렉스 혈관초음파 검사상 양측 대복재정맥의 부전이 확인되었고 양측 소복재정맥에서 부전은 보이지 않았다.(그림 2)

그림 2

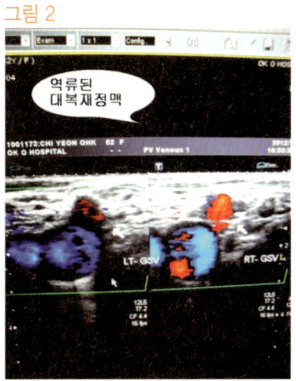

치료 듀플렉스 혈관초음파를 이용하여 대복재정맥과 정맥류를 확인 후 표시하였다.(그림 3,4) 전신수면마취 하에 양측 대퇴부에 정맥결찰과 냉동수술기(cryosurgery)를 이용하여 stripping을 실시하였다.(그림 5) 장딴지 뒤쪽의 작은 혈관은 3% fibrovein을 이용하여 천자경화요법을 실시하였다. 수술 후 1일 동안 cotton ball과 붕대로 압박하고, 1일째부터 압박스타킹(30~40mmHg)을 1주간 사용하였다. 수술 후 당일 퇴원하였다.

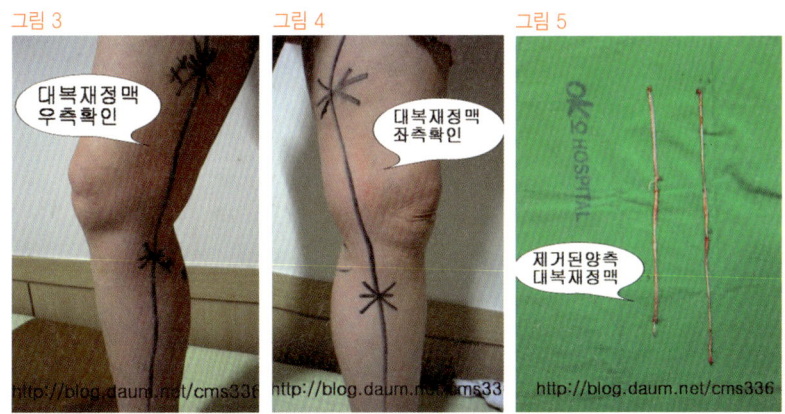

경과 수술 후 1주간 압박스타킹 착용을 원칙으로 하였다. 1주 후 내원하여 천자경화요법을 실시한 부위에 생긴 혈전을 제거하는 시술을 받았다. 1개월 후 정맥류는 보이지 않았다.

증례 27

오래 서 있지를 못해요 - 54세, 남자

주호소와 증상 하지돌출

직업 회사원

신장 체중 175cm, 75kg

출산경험 (-)

과거병력 특이사항 없음

가족병력 없음

현재병력 20세 때부터 대퇴부에서 시작되어 무릎 밑에 정맥류가 나타났으나 방치해 두었다. 몇 년 전부터 점점 심해져 수술받기 위해 내원하였다.

현재증상 초진시 양측 하지 무릎 밑에서 정맥류가 보였다. (그림 1,2,3)

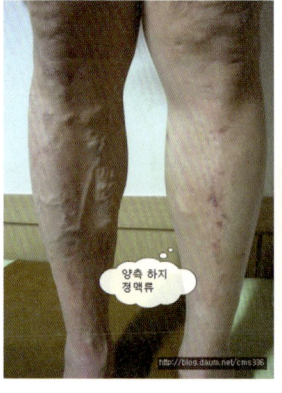

그림 1

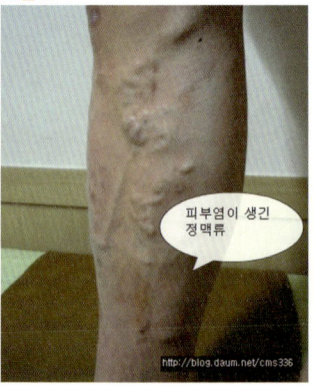

그림 2

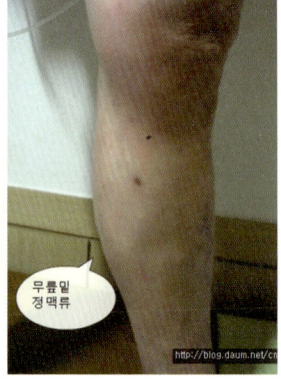

그림 3

검사소견 듀플렉스 혈관초음파 검사상 양측 대복재정맥의 부전이 보였다.(그림 4,5)

그림 4
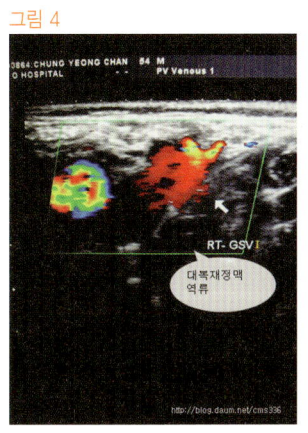

그림 5
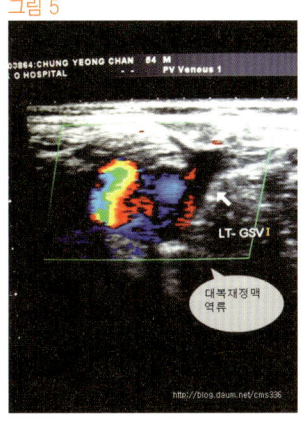

치료 듀플렉스 혈관초음파를 이용하여 천공지를 확인 후 표시하였다.(그림 6) 전신수면마취 하에 천공지 결찰과 발거술(stripping)을 실시하였다.(그림 7) 수술 후 1일 동안 cotton ball과 붕대로 압박하고 압박스타킹(20~30mmHg)을 1주간 사용하였다. 수술 후 당일 퇴원하였다.

그림 6
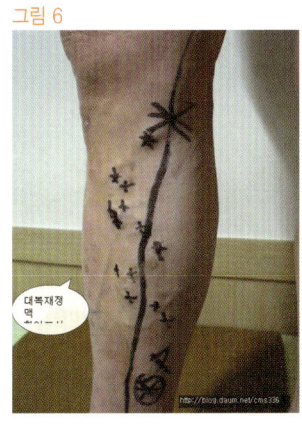

그림 7
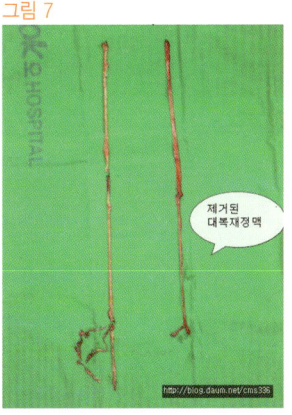

경과 수술 1주 후 경화요법을 실시한 부위에 생긴 혈전을 제거하였다. 수술 후 1주간 압박스타킹 착용을 원칙으로 하였다. 1개월 후 정맥류는 보이지 않았다.

증례 28

힘줄이 점점 튀어나와요 - 66세, 남자

주호소와 증상 하지돌출

직업 어부

신장 체중 177cm, 76kg

출산경험 (-)

과거병력 특이사항 없음

가족병력 없음

현재병력 20세 때부터 양쪽 다리에 정맥류가 나타났다. 10년 전부터 정맥류가 심해지고 오래 서 있으면 통증이 생겼다. 정형외과에서 치료 받다 호전 없어 내원하였다.

현재증상 초진 시 양측 하지 무릎 아래에 정맥류가 보였다. (그림 1,2,3)

그림 1
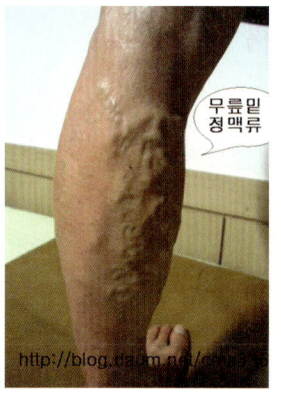

그림 2
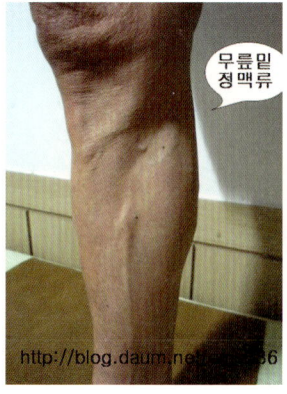

그림 3
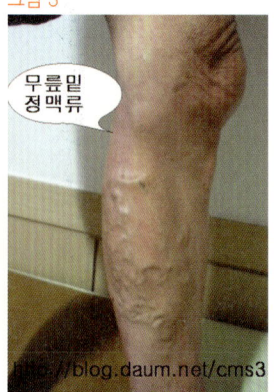

검사소견 듀플렉스 혈관초음파 검사상 양측 대복재정맥의 부전과 확장 (6mm)이 무릎 위 부위에서 확인되었고 양측 소복재정맥에서 부전은 보이지 않았다. (그림 4,5)

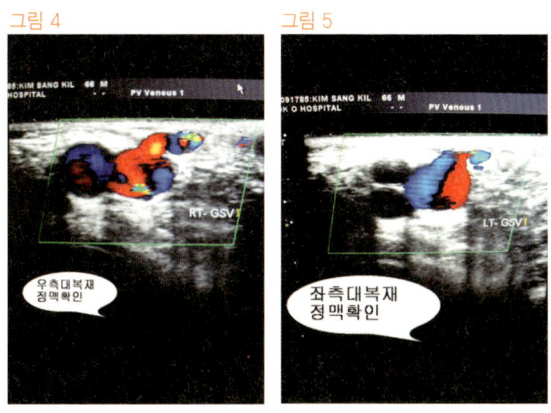

치료 듀플렉스 혈관초음파로 대복재정맥과 정맥류를 확인 후 표시하였다. (그림 6,7) 전신수면마취 하에 양측 대퇴부에 정맥결찰과 냉동수술기 (cryosurgery)를 이용하여 stripping을 실시하였다. (그림 8) 수술 후 1일 동안 cotton ball과 붕대로 압박하고, 1일째부터 압박스타킹 (20~30mmHg)을 1주간 사용하였다. 수술 후 당일 퇴원하였다.

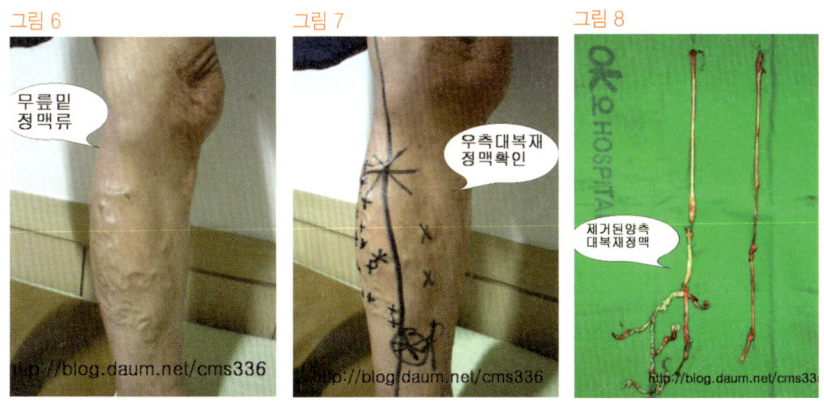

경과 수술 후 1주간 압박스타킹 착용을 원칙으로 하였다. 1개월 후 정맥류는 보이지 않았다.

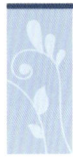

증례 29
양쪽 장딴지가 너무 아파요 - 57세, 여자

주호소와 증상 하지돌출, 하지동통

직업 외판원

신장 체중 157cm, 59kg

출산경험 3회

과거병력 특이사항 없음

가족병력 오빠 정맥류

현재병력 20세 때부터 정맥류가 나타났으며 직업상 오래 서 있는 경우가 많아 핏줄이 점점 튀어나오고 1년 전부터 다리가 아프고 밤에 쥐가 나서 아파서 울 정도로 심해져 지인 소개로 본원에서 진료를 받았다.

현재증상 초진 시 양측 하지 장딴지에 정맥류가 보였다. (그림 1,2)

그림 1
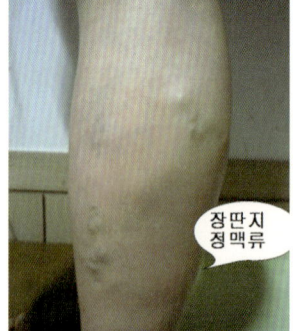

그림 2
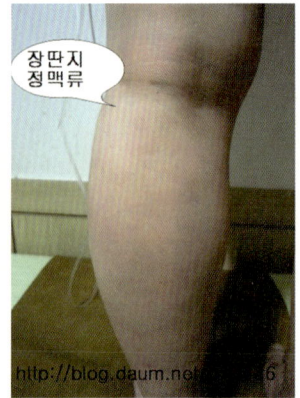

검사소견 듀플렉스 혈관초음파 검사상 양측 대복재정맥의 부전은 확인되지 않았고 양측 소복재정맥에서 부전이 보였다.(그림 3,4)

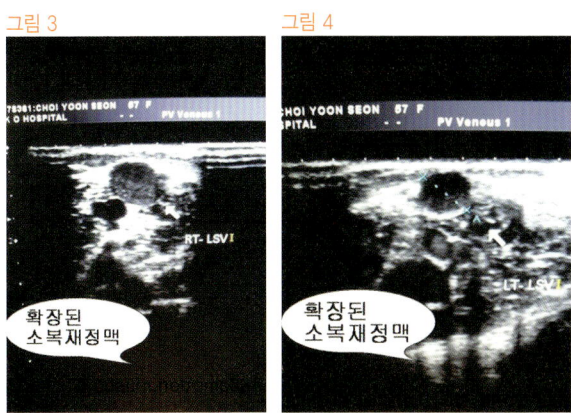

치료 듀플렉스 혈관초음파를 이용하여 대복재정맥과 정맥류를 확인 후 표시하였다.(그림 5,6) 전신수면마취 하에 양측 소복재정맥 고위결찰 및 냉동수술기(cryosurgery)를 이용하여 stripping을 실시하였다.(그림 7) 작은 혈관은 3% fibrovein을 이용하여 경화요법을 실시하였다. 수술 후 1일동안 cotton ball과 붕대로 압박하고, 1일째부터 압박스타킹(20~30mmHg)을 1주간 사용하였다. 수술 후 당일 퇴원하였다.

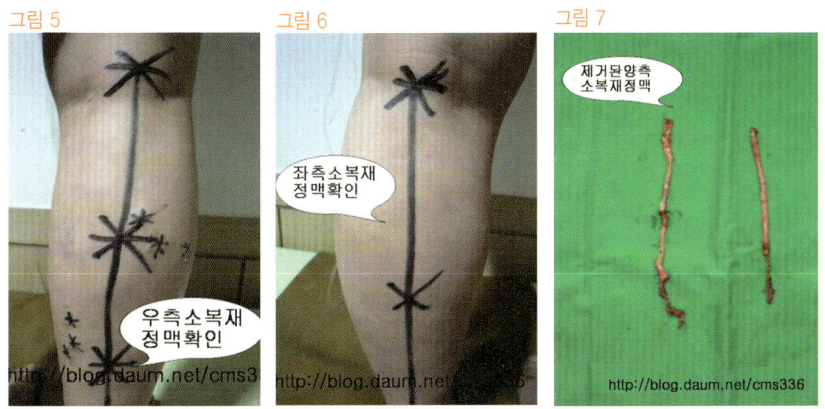

경과 수술 후 1주간 압박스타킹 착용을 원칙으로 하였다. 1주 후 내원하여 천자경화요법을 실시한 부위에 생긴 혈전을 제거하는 시술을 받았다. 1개월 후 정맥류는 보이지 않았다.

증례 30

다리가 아프고 혈관이 튀어나와요 - 60세, 남자

주호소와 증상 하지돌출

직업 대리운전

신장 체중 175cm, 75kg

출산경험 (-)

과거병력 특이사항 없음

가족병력 없음

현재병력 20세 때부터 양측 대퇴부에 정맥류가 나타났으나 방치해 두었다. 몇 년 전부터 하지전체에 힘줄이 튀어나오고 요즘은 밤에 통증이 생겨 지인 소개로 수술받기 위해 내원하였다.

현재증상 초진 시 양측 하지 대퇴부와 무릎 앞, 뒤로 정맥류가 보였으며 발목에 피부염이 있었다. (그림 1,2,3,4)

그림 1
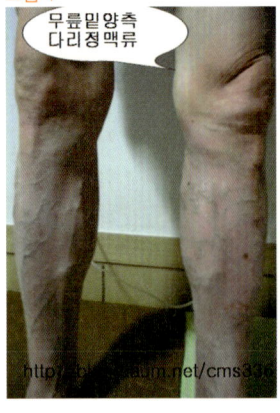

그림 2
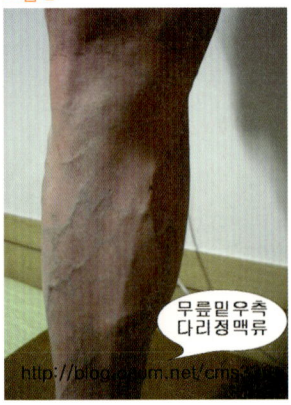

그림 3
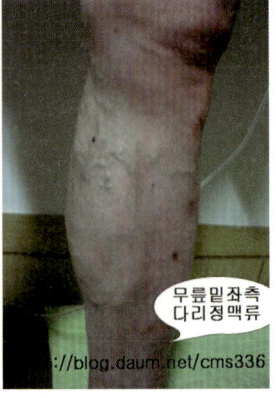

검사소견 듀플렉스 혈관초음파 검사상 양측 대복재정맥의 부전이 확인되었다.(그림 5)

그림 4

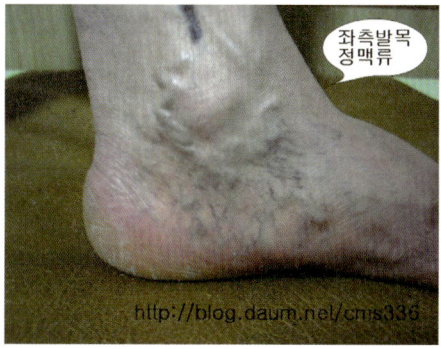

그림 5

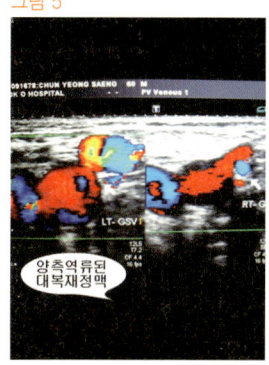

치료 듀플렉스 혈관초음파를 이용하여 대복재정맥과 정맥류를 확인 후 표시하였다. 전신수면마취 하에 우측 서혜부에 정맥결찰과 냉동수술기(cryosurgery)를 이용하여 stripping을 실시하였다.(그림 6) 양측하지에 생긴 망상정맥은 3% fibrovein을 사용하여 경화요법을 실시하였다.(그림 7,8) 수술 후 1일 동안 cotton ball과 붕대로 압박하고 압박스타킹(20~30mmHg)을 1주간 사용하였다. 수술 후 당일 퇴원하였다.

그림 6

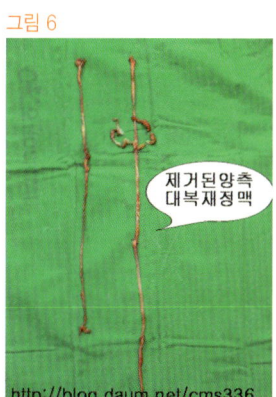

그림 7

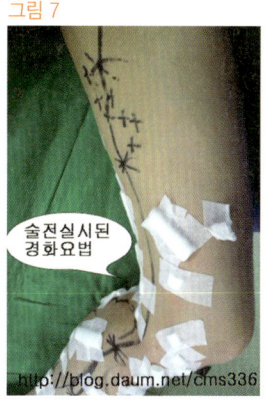

그림 8

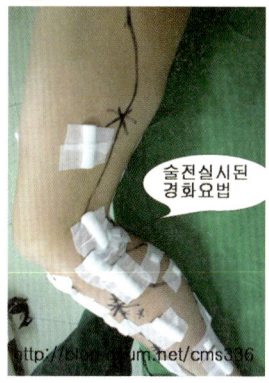

경과 수술 후 1주간 압박스타킹 착용을 원칙으로 하였다. 1주 후 경화요법을 실시한 부위에 생긴 혈전을 제거하였다. 1개월 후 정맥류는 보이지 않았으며 경화요법을 실시한 부위에 색소침착이 보였다. 3개월 후 색소침착은 거의 사라졌다.

증례 31
힘줄이 튀어나와요 - 56세, 여자

주호소와 증상 하지돌출. 하지동통

직업 주부

신장 체중 160cm, 55kg

출산경험 3회

과거병력 특이사항 없음

가족병력 없음

현재병력 20세 때 첫아이 임신 시부터 우측 발목 위에서 정맥류가 나타났다. 출산 후 조금 좋아졌으나 정맥류가 점점 심해졌다. 최근에는 발목 밑까지 혈관이 점점 더 굵어지고 당기는 증세가 생겨 수술 받기 위해 내원하였다.

현재증상 초진시 우측 하지 발목 주위에서 고도의 정맥류가 보였다. (그림 1)

그림 1

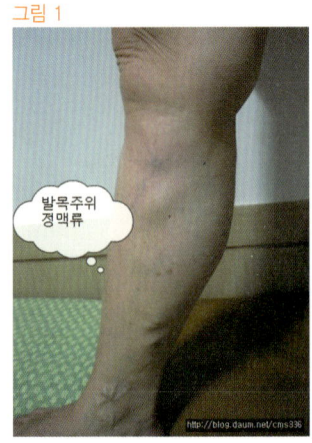

검사소견 듀플렉스 혈관초음파 검사상 우측 대복재정맥 부전 및 확장이 보였다.(그림 2)

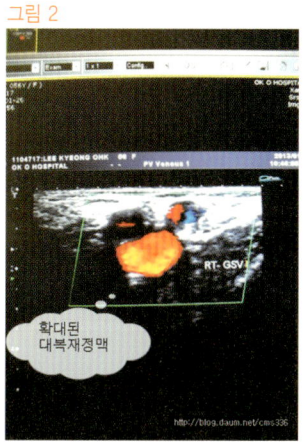

그림 2

치료 듀플렉스 혈관초음파를 이용하여 대복재정맥과 정맥류를 확인 후 표시하였다.(그림 3) 전신수면마취 하에 대퇴부에서 대복재정맥 결찰술과 발거술을 실시하였다.(그림 4) 수술 후 1일 동안 cotton ball과 붕대로 압박하고 압박스타킹(20~30mmHg)를 1주간 사용하였다. 수술 후 당일 퇴원하였다.

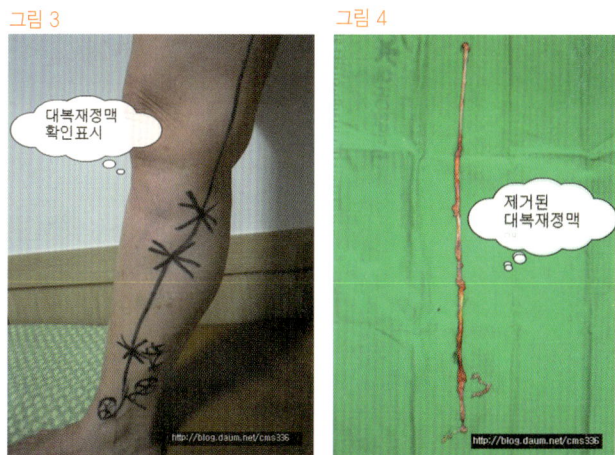

그림 3 그림 4

경과 수술 후 1주간 압박스타킹 착용을 원칙으로 하였다. 3개월 후 정맥류는 거의 보이지 않았다.

증례 32

다리에 잔핏줄이 너무 많아요 - 72세, 여자

주호소와 증상 하지돌출, 동통

직업 주부

신장 체중 155cm, 75kg

출산경험 5회

과거병력 특이사항 없음

가족병력 없음

현재병력 20세때 첫아이 임신 시부터 양측 다리 전반에서 정맥류가 나타났다. 출산 후에 조금 좋아졌다. 최근에는 무릎 뒤쪽의 혈관이 점점 더 굵어지고 아프고 당기는 증세가 있었다. 간호사인 딸의 소개로 수술 받기 위해 내원하였다.

현재증상 초진시 우측 하지 무릎 위에서 발목까지 고도의 정맥류와 망상정맥류가 보였다.(그림 1,2,3)

그림 1
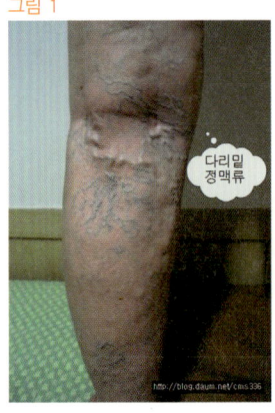

그림 2
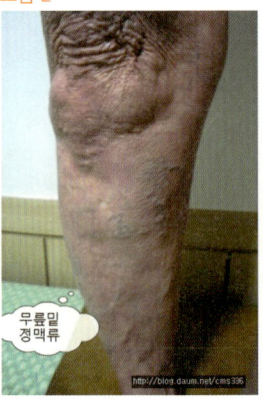

그림 3
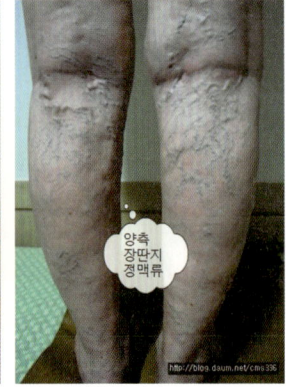

검사소견 듀플렉스 혈관초음파 검사상 양측 대복재정맥과 양측 소복재정맥의 부전 및 확장이 보였다.(그림 4)

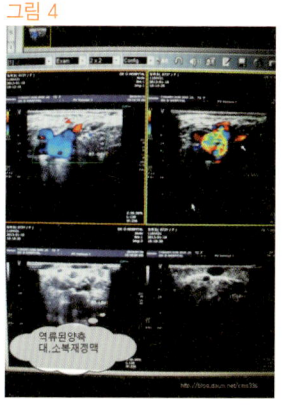

그림 4

치료 듀플렉스 혈관초음파를 이용하여 대복재정맥과 정맥류를 확인후 표시하였다.(그림 5) 전신수면마취 하에 대퇴부에서 대복재정맥 결찰술을 실시하였다.(그림 6) 고위결찰 전 경화요법(3% fibrovein를 이용)을 실시하였다.(그림 7) 수술 후 1일 동안 cotton ball과 붕대로 압박하고 압박스타킹(20~30mmHg)를 1주간 사용하였다. 수술 후 당일 퇴원하였다.

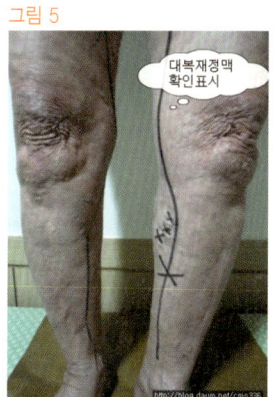

그림 5

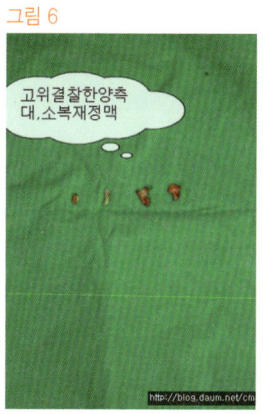

그림 6

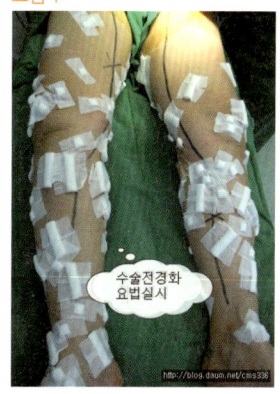

그림 7

경과 수술후 1주간 압박스타킹 착용을 원칙으로 하였다. 1주 후 내원시 경화요법 실시한 부위에 생긴 혈전 제거술을 실시하였다. 1개월 후 남은 일부 망상정맥에 2차 경화요법을 외래에서 실시하였다. 3개월 후 정맥류는 거의 보이지 않았다.

증례 33
양측 다리에 힘줄이 튀어나와요 - 65세, 남자

주호소와 증상 하지돌출

직업 회사원

신장 체중 177cm, 70kg

출산경험 (-)

과거병력 특이사항 없음

가족병력 없음

현재병력 20세 때부터 양측 무릎 밑에 정맥류가 나타났으나 방치해 두었다. 몇 년전부터는 양측 장딴지에도 힘줄이 심하게 튀어나오기 시작했다. 지인의 소개로 수술 받기 위해 내원하였다.

현재증상 초진시 양측무릎 밑과 양측 장딴지에서 고도의 정맥류가 보였다. (그림 1,2,3)

그림 1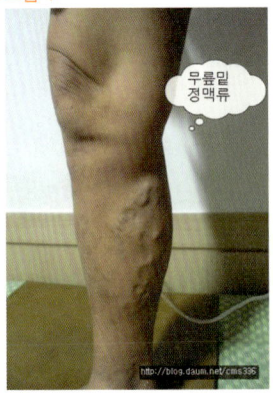

그림 2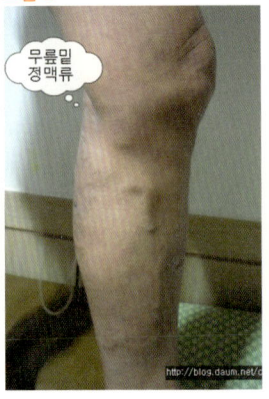

그림 3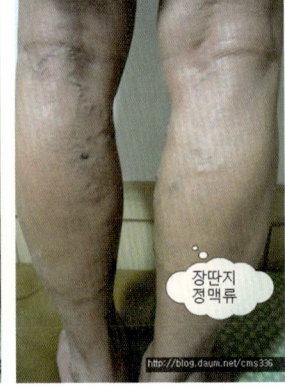

검사소견 듀플렉스혈관초음파검사상 양측대복재정맥과 소복재정맥의 부전과 역류가 확인되었다.(그림 4,5)

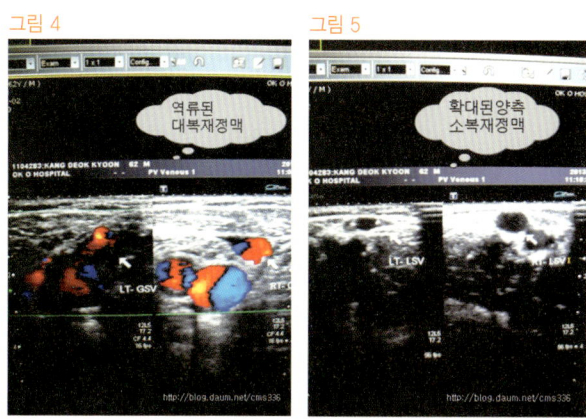

치료 듀플렉스 혈관초음파를 이용하여 대복재정맥과 정맥류를 확인 후 표시하였다.(그림 6,7,8) 전신수면마취 하에 양측서혜부와 양측서혜부에서 정맥결찰 및 냉동수술기(cryosurgery)를 이용하여 stripping을 실시하였다.(그림 9) 수술후 1일 동안 cotton ball과 붕대로 압박하고, 1일째부터 압박스타킹(20~30mmHg)을 1주간 사용하였다. 수술 후 당일 퇴원하였다.

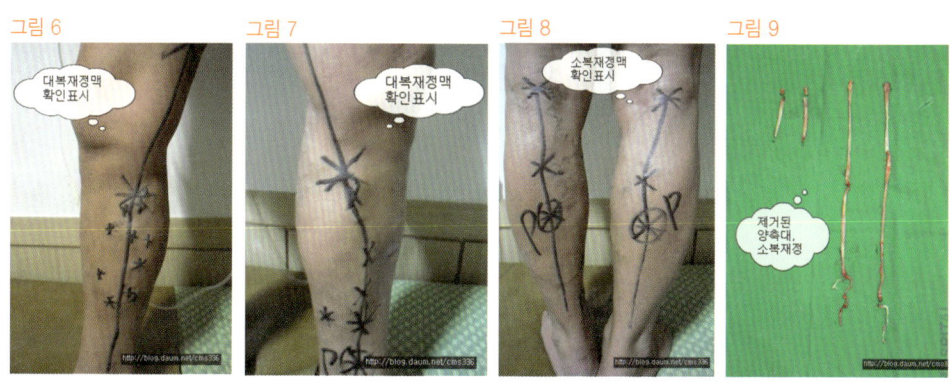

경과 수술 후 1주간 압박스타킹 착용을 원칙으로 하였다.
1개월 후 정맥류는 보이지 않았다. 운동시 쥐가 나는 것도 좋아졌다.

증례 34
힘줄이 점점 더 튀어나와요 - 55세, 남자

주호소와 증상 하지돌출

직업 회사원

신장 체중 178cm, 72kg

출산경험 (-)

과거병력 특이사항 없음

가족병력 없음

현재병력 30세 때부터 우측 무릎 밑에서 힘줄이 튀어나오기 시작했다. 몇 년 전부터 점점 힘줄이 심하게 돌출되고 가끔 밤에 쥐가 나기도 하고 오래 서 있으면 장딴지가 아파서 내원하였다.

현재증상 초진시 우측 하지 무릎 밑으로 정맥류가 보였다. (그림 1)

그림 1

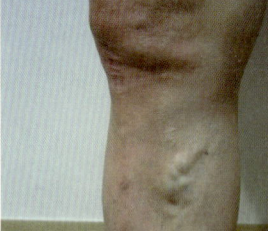

검사소견 듀플렉스 혈관초음파 검사상 우측 대복재정맥의 부전과 역류가 확인되었다.(그림 2)

그림 2

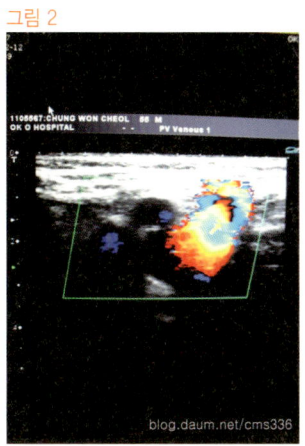

치료 듀플렉스 혈관초음파를 이용하여 대복재정맥과 정맥류를 확인 후 표시하였다.(그림 3) 전신수면마취 하에 우측 서혜부에 정맥결찰 및 냉동수술기(cryosurgery)를 이용하여 stripping을 실시하였다.(그림 4) 수술 후 1일 동안 cotton ball과 붕대로 압박하고, 1일째부터 압박스타킹(20~30mmHg)을 1주간 착용하였다. 수술 후 당일 퇴원하였다.

그림 3   그림 4

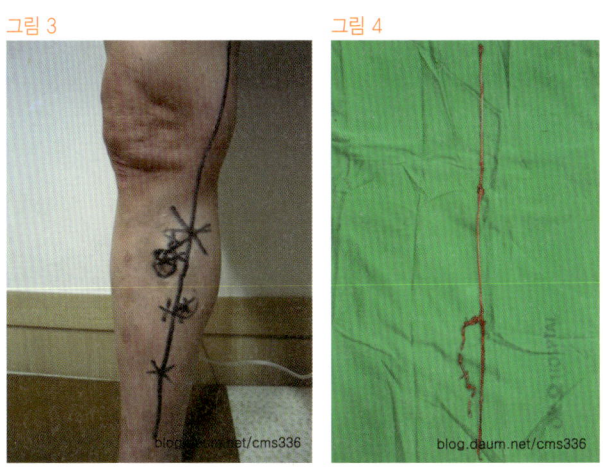

경과 수술 후 1주간 압박스타킹 착용을 원칙으로 하였다. 1개월 후 정맥류는 보이지 않았고 통증도 거의 사라졌다.

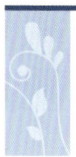

증례 35
양측다리가 너무 아파요 - 51세, 남자

주호소와 증상 하지돌출

직업 사무원

신장 체중 170cm, 70kg

출산경험 (-)

과거병력 특이사항 없음

가족병력 없음

현재병력 20세 때부터 좌측 무릎 밑부분에서 시작되어 양측 장딴지 쪽으로 번져나갔으나 방치해 두었다. 며칠 전 거래처 사장님이 하지정맥류를 수술받고 너무 깨끗해졌다고 수술 받기를 권해 내원하였다.

현재증상 초진시 양측 하지 장딴지에 정맥류가 보였다.(그림 1)

그림 1

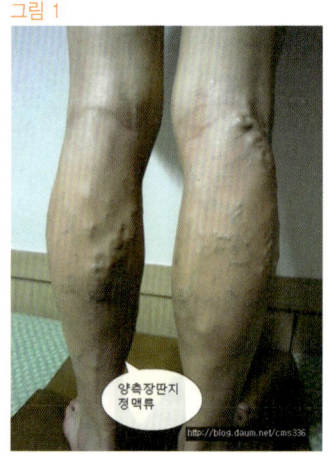

검사소견 듀플렉스 혈관초음파 검사상 양측 소복재정맥의 부전이 보였다.(그림 2)

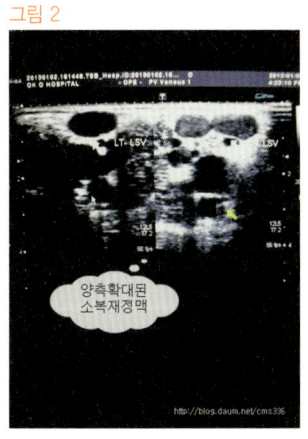

그림 2

치료 듀플렉스 혈관초음파를 이용하여 소복재정맥과 정맥류를 확인 후 표시하였다.(그림 3) 전신수면마취 하에 양측 슬와부에서 정맥 고위 결찰 및 발거술을 실시하였다.(그림 4) 수술 후 1일 동안 cotton ball과 붕대로 압박하고 압박스타킹(20~30mmHg)을 1주간 사용하였다. 수술 후 당일 퇴원하였다.

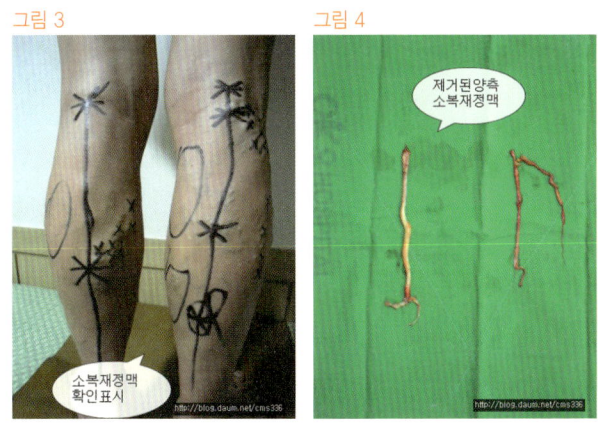

그림 3   그림 4

경과 수술 후 1주간 압박스타킹을 착용을 원칙으로 하였다. 1개월 후 정맥류는 보이지 않았다.

증례 36

장딴지에 쥐가 나요 - 65세, 남자

주호소와 증상 하지돌출

직업 회사원

신장 체중 178cm, 76kg

출산경험 (-)

과거병력 특이사항 없음

가족병력 아버지 정맥류

현재병력 30년 전부터 우측 장딴지에 정맥류가 나타났다. 오래 서 있으면 더 심해지고 최근에는 밤에 가끔 장딴지에 쥐가 나서 내원하였다.

현재증상 초진 시 우측 하지 장딴지에 정맥류가 보였다. (그림 1)

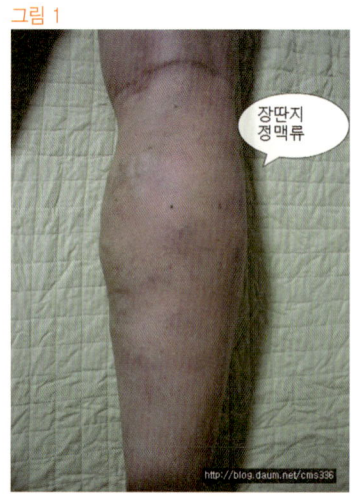

그림 1 — 장딴지 정맥류

검사소견 듀플렉스 혈관초음파 검사상 양측 대복재정맥의 부전은 확인되지 않았으나 우측 소복재정맥 부전이 확인되었다. (그림 2)

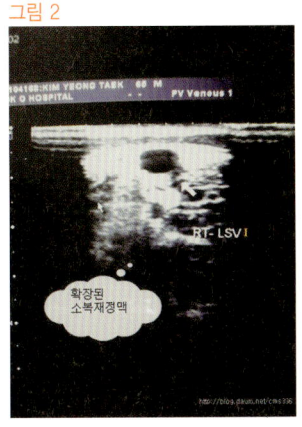

그림 2

치료 듀플렉스 혈관초음파로 소복재정맥과 정맥류를 확인 후 표시하였다. (그림 3) 전신수면마취 하에 우측 슬와부에서 정맥결찰 및 냉동수술기(cryosurgery)를 이용하여 stripping을 실시하였다. (그림 4) 수술 후 1일 동안 cotton ball과 붕대로 압박하고, 압박스타킹(20~30mmHg)를 1주간 사용하였다. 수술 후 당일 퇴원하였다.

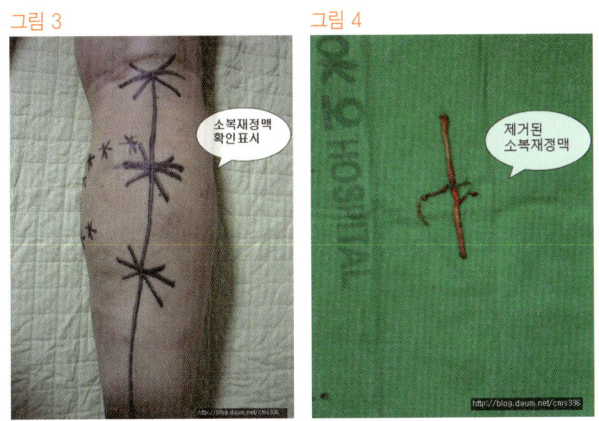

그림 3 그림 4

경과 수술 후 1주간 압박스타킹 착용을 원칙으로 하였다.
1개월 후 정맥류는 보이지 않았다.

증례 37
힘줄이 튀어나와요 - 44세, 남자

주호소와 증상 하지돌출

직업 회사원

신장 체중 178cm, 76kg

출산경험 (-)

과거병력 특이사항 없음

가족병력 형 정맥류

현재병력 20세 때부터 우측 장딴지와 무릎 밑에 정맥류가 나타났다. 오래 서 있으면 힘줄이 더 굵어지고 최근에는 가끔 튀어나온 부위가 아파서 수술 받기 위해 내원하였다.

현재증상 초진시 우측 하지 무릎 밑과 장딴지에 정맥류가 보였다.(그림 1,2)

그림 1

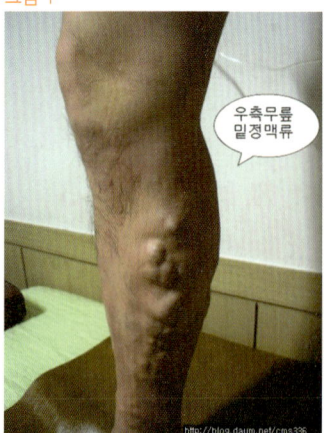

그림 2

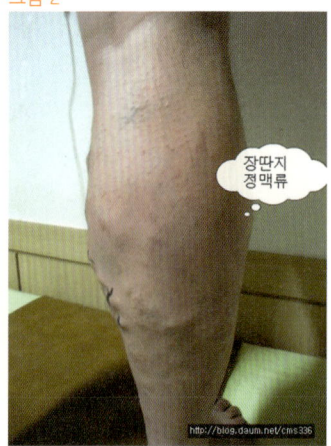

검사소견 듀플렉스 혈관초음파 검사상 우측 대복재정맥과 소복재정맥의 부전이 확인되었다. (그림 3,4)

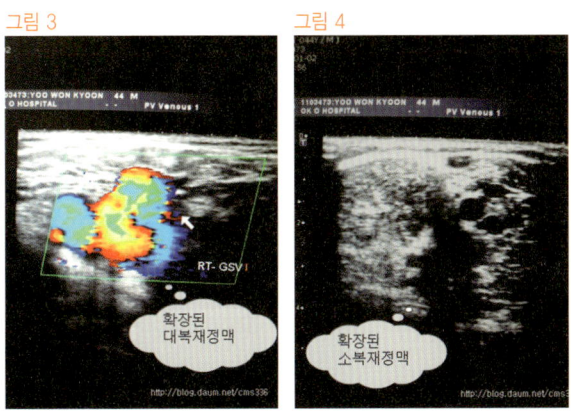

그림 3   그림 4

치료 듀플렉스 혈관초음파로 우측 대복재정맥과 소복재정맥 및 정맥류를 확인 후 표시하였다. (그림 5,6) 전신수면마취 하에 우측 대퇴부와 슬와부에서 고위결찰과 냉동수술기(cryosurgery)를 이용하여 stripping을 실시하였다. (그림 7) 수술 후 1일 동안 cotton ball과 붕대로 압박하고, 압박스타킹(20~30mmHg)을 1주간 사용하였다. 수술 후 당일 퇴원하였다.

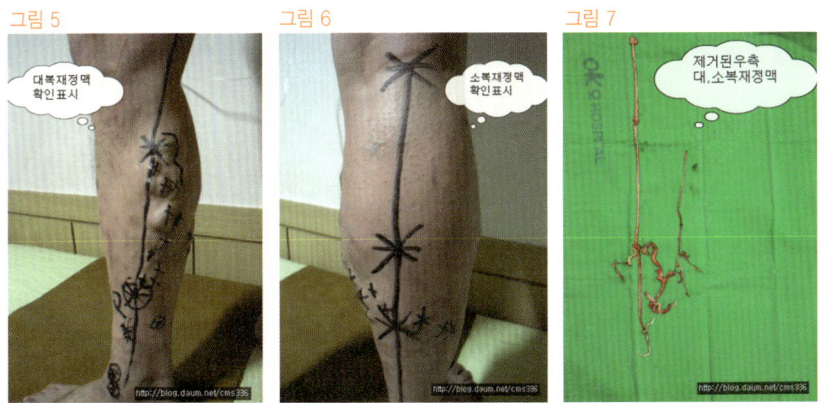

그림 5   그림 6   그림 7

경과 수술후 1주간 압박스타킹 착용을 원칙으로 하였다. 1개월 후 정맥류는 보이지 않았다.

증례 38

핏줄이 점점 튀어나와요 - 50세, 남자

주호소와 증상 하지돌출

직업 회사원

신장 체중 178cm, 73kg

출산경험 (-)

과거병력 특이사항 없음

가족병력 없음

현재병력 20년 전부터 우측 무릎 밑에 정맥류가 나타났다. 오래 서 있으면 더 심해지고 점점 더 굵어지는 것 같아 친구 소개로 수술 받기 위해 내원하였다.

현재증상 초진시 우측 하지 무릎 밑에 정맥류가 보였다.(그림 1)

그림 1

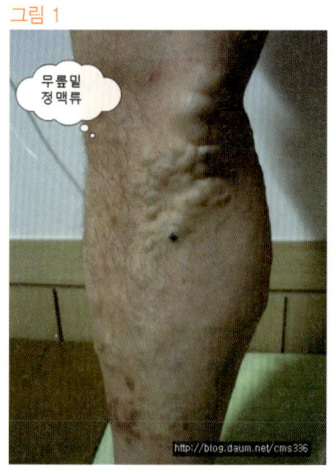

검사소견 듀플렉스 혈관초음파 검사상 우측 대복재정맥 부전이 확인되었다. (그림 2)

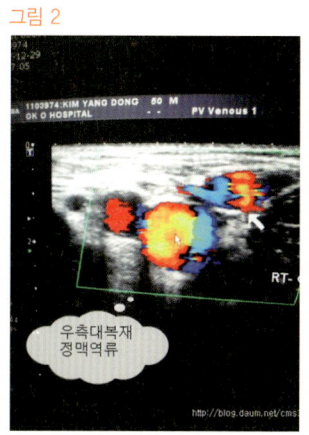

그림 2

치료 듀플렉스 혈관초음파로 대복재정맥과 정맥류를 확인 후 표시하였다. (그림 3) 전신수면마취 하에 우측 대퇴부에서 정맥결찰 및 냉동수술기(cryosurgery)를 이용하여 stripping을 실시하였다. (그림 4) 수술 후 1일 동안 cotton ball과 붕대로 압박하고, 압박스타킹(20~30mmHg)을 1주간 사용하였다. 수술 후 당일 퇴원하였다.

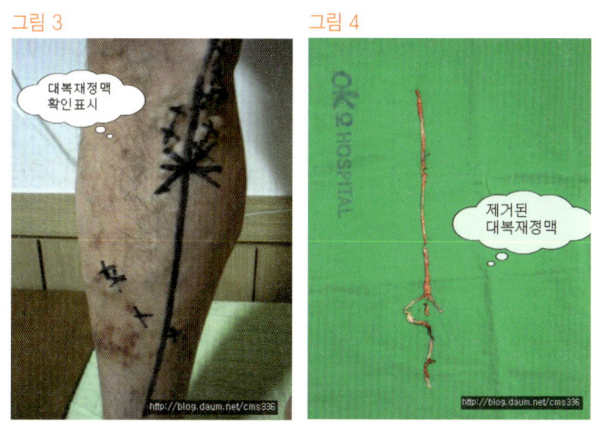

그림 3   그림 4

경과 수술 후 1주간 압박스타킹 착용을 원칙으로 하였다. 1개월 후 정맥류는 보이지 않았다.

증례 39

핏줄이 점점 굵어져요 - 56세, 여자

주호소와 증상 하지돌출, 하지동통

직업 주부

신장 체중 160cm, 55kg

출산경험 3회

과거병력 특이사항 없음

가족병력 없음

현재병력 20세때부터 첫 아이 임신 시부터 무릎 밑에서 시작되어 발목 쪽으로 정맥류가 나타났다. 최근에 점점 심해지고 가끔 밤에 쥐가 나서 지인 소개로 수술 받기 위해 내원하였다.

현재증상 초진시 좌측 하지 무릎 밑에서 정맥류가 보였다.(그림 1)

그림 1

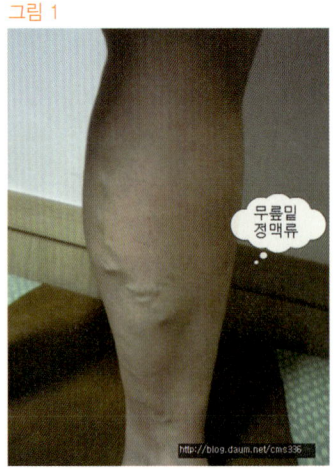

검사소견 듀플렉스 혈관초음파 검사상 좌측 대복재정맥의 부전이 보였다.(그림 2)

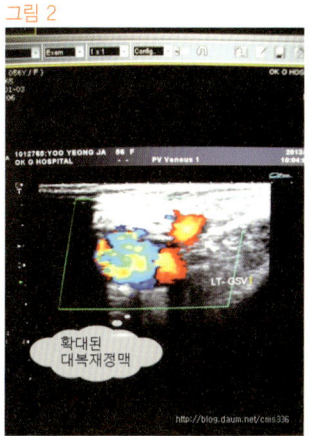

그림 2

치료 듀플렉스 혈관초음파를 이용하여 대복재정맥과 정맥류를 확인 후 표시하였다.(그림 3) 전신수면마취 하에 대퇴부에서 대복재정맥 결찰 및 발거술을 실시하였다.(그림 4) 수술 후 1일 동안 cotton ball과 붕대로 압박하고 압박스타킹(20~30mmHg)을 1주간 사용하였다. 수술 후 당일 퇴원하였다.

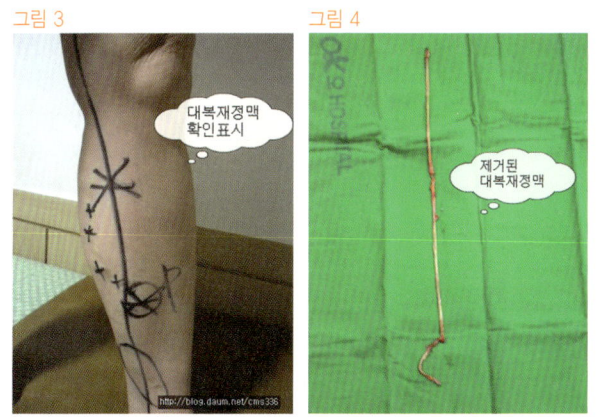

그림 3   그림 4

경과 수술 후 1주간 압박스타킹 착용을 원칙으로 하였다. 1개월 후 정맥류는 보이지 않았다.

증례 40
무릎에 힘줄이 튀어나와요 - 47세, 여자

주호소와 증상 하지동통

직업 주부

신장 체중 160cm, 55kg

출산경험 2회

과거병력 특이사항 없음

가족병력 없음

현재병력 30세 때부터 첫아이 임신 시부터 무릎 앞쪽에서 시작되어 무릎 밑에 정맥류가 나타났다. 5년 전부터 점점 심해져 최근에는 무릎 앞쪽이 아프고 혈관이 딱딱하게 만져져서 수술받기 위해 내원하였다.

현재증상 초진시 양측 하지 무릎 앞쪽으로 정맥류가 보였다.(그림 1)

그림 1

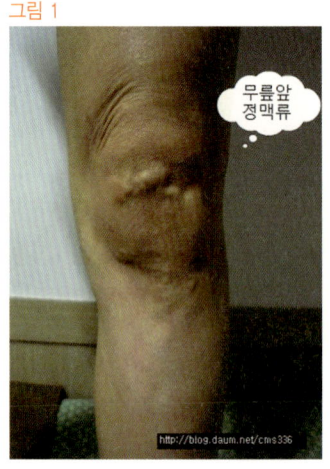

검사소견 듀플렉스 혈관초음파 검사상 좌측 대복재정맥의 부전이 보였다.(그림 2)

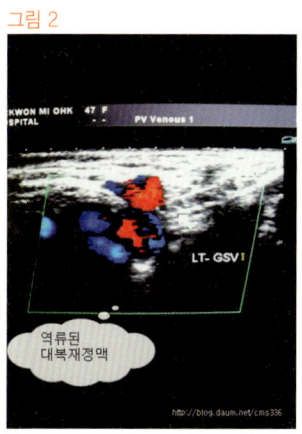

그림 2

치료 듀플렉스 혈관초음파를 이용하여 대복재정맥과 정맥류를 확인 후 표시하였다.(그림 3) 전신수면마취 하에 좌측 대퇴부에서 대복재정맥 고위 결찰과 발거술을 실시하였다.(그림 4) 수술 후 1일 동안 cotton ball과 붕대로 압박하고 압박스타킹(20~30mmHg)을 1주간 사용하였다. 수술 후 당일 퇴원하였다.

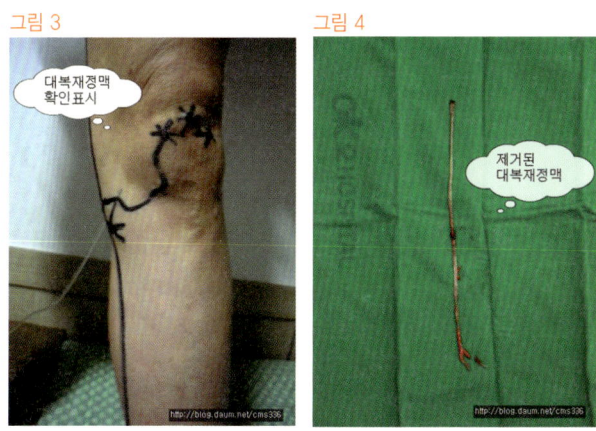

그림 3   그림 4

경과 수술 후 1주간 압박스타킹 착용을 원칙으로 하였다. 1개월 후 정맥류는 보이지 않았다.

기타 정맥류 질환

1. 상지정맥류

상지정맥류는 손등이나 팔에 혈관이 울퉁불퉁하게 튀어나와 있는 것을 말하는데 손등정맥류는 하지정맥류처럼 질환이라기보다는 손등정맥 혈관의 확장으로 보는 것이 맞습니다.

그래서 특별히 치료하지 않아도 큰 문제가 되지는 않으나 툭 튀어나와 있어 여성들에게는 미용상의 문제로 치료를 받으러 오시는 경우가 많습니다. 손등이나 팔의 툭 불거진 혈관은 남성들에겐 건강미로 보일 수 있으나 여성들에겐 고생을 많이 한 손으로 본다던지 더 노화된 이미지를 주기 때문입니다.

상지정맥류의 원인

1) 노화
  나이가 들어갈수록 손등의 지방층이 감소하고 피부층이 얇아지면서 피부탄력이 떨어지는데 이때 혈관이 도드라지게 노출되는 경우가 많습니다.

2) 손을 많이 쓰는 직업
  손을 많이 사용하는 직업을 가지거나 손을 사용하는 운동을 많이 하는 경우 손등의 혈관 벽이 두터워져 상대적으로 혈관이 튀어나와 보이는 경우가 있습니다.

3) 과도한 다이어트
  다이어트를 심하게 하는 경우에도 손등 혈관이 튀어나오는 경우가 있습니다. 젊은 여성에서 튀어나온 손등 정맥을 고민해서 내원하시는 분은 대부분 마른 체형을 가지고 있는 경우가 많습니다.

상지정맥류 치료법

1) 주사경화치료법

이는 특수 약물을 혈관 안에 주사기로 주입하여 혈관의 튀어나옴을 없애는 방법입니다. 수술이라기 보다 시술에 가까울 정도로 비교적 간단한 치료법입니다.
일주일 간격으로 2~3회 정도 시술을 통해 간단하게 치료하실 수 있는 치료법입니다.

2) 혈관 레이저 치료법

혈관 레이저는 일반 레이저와 달리 바늘을 통해 혈관 안으로 레이저를 쏘아넣어서 혈관을 치료하는 방법입니다.
혈관레이저 치료는 장점으로는 원하는 부위의 혈관만 치료할 수 있고 여러번 시술해야되는 주사경화요법과 달리 대부분 2~3회의 시술로 즉각적인 효과를 볼 수 있지만 튀어나온 혈관이 매우 밀집해 있는 경우 먼저 치료한 혈관주변으로 멍이 많이 들기 때문에 다음 혈관을 치료하기가 어려워지는 문제가 있어서 모든 보기 싫은 혈관을 한번에 다 치료하기는 어려운 단점이 있습니다.

3) 혈관 미세차단수술

미세차단술은 특정부위의 혈류를 차단하여 현재 튀어나온 손등 정맥이 아닌 다른 곳으로 혈류를 흐르게 함으로써 혈관이 자연스럽게 튀어나오지 않도록 하는 방법입니다.
이렇게 여러 가지 손등정맥 치료법이 나와있으며 환자분들의 손등정맥 상태에 맞춰서 편안한 시술을 받으실수 있도록 하고 있습니다.

상지정맥 치료 후 처치

수술시간은 보통 경화요법의 경우는 10분에서 20분 정도의 시간이 걸리며 치료 후에 한시간 정도 압박을 해주신 후에 바로 일상생활을 하실 수 있습니다.

며칠 정도 손가락이 붓는 증상이 나타날 수도 있으나 이는 새로운 정맥순환이 이루어지는 과정이라고 보시면 되고 며칠지나면 통증과 부종도 사라지게 됩니다.

상지정맥 치료 전후 비교

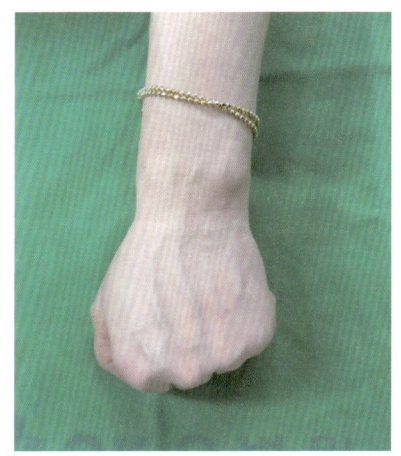
좌측, 시술 전

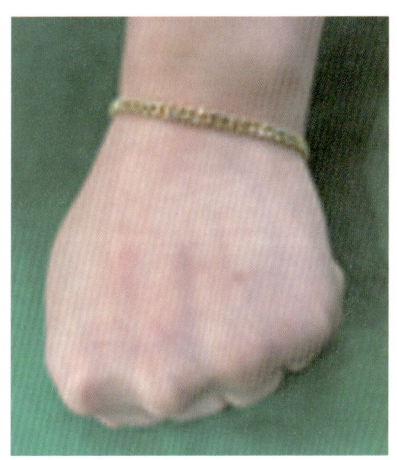
좌측, 시술 한 달 후

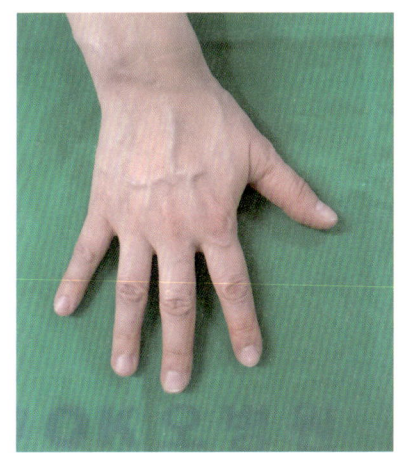
우측, 시술 전

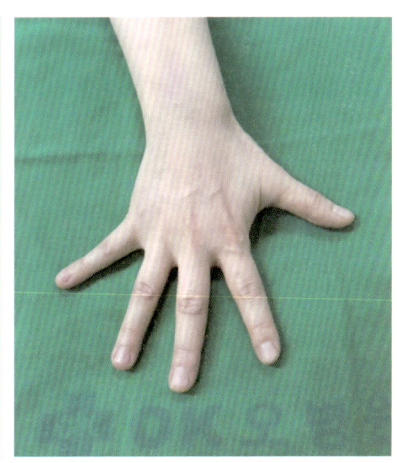
우측, 시술 한 달 후

2. 하지불안증후군
Restless Legs Syndrome(RLS)

하지불안증후군 정의

하지불안증후군이란 주로 저녁이나 잠들기 전에 누워있을 때나 앉아있는 휴식 중에 다리가 저리거나 쑤시는 증상이 나타난다거나 벌레가 기어가는 듯한 근질거리는 이상 감각과 초조함이 느껴져서 다리를 움직여야 할 것 같은 충동이 생기면서 쉽게 잠들지 못하게 되는 상태를 말합니다.

무릎과 발목사이의 다리에서 이런 증상이 많이 일어나며 특히 밤에 증상이 심해져 수면장애까지 초래하는 질환입니다. 많은 사람들이 하지불안증후군에 이환되어 있으나, 병에 대한 인식의 부족으로 치료가 부족한 실정입니다.

하지불안증후군은 심한 고통이나 통증이 있는 것은 아니지만, 이런 증상이 심해질 경우 수면 장애를 유발할 수 있는 감각운동 질환으로 장기간 수면을 편하게 못 취할 경우 우울증이나 만성피로 등에 시달릴 수 있어, 증상이 있는 경우에는 방치하지 말고 병원을 찾아 진료를 받아보는 것이 좋습니다.

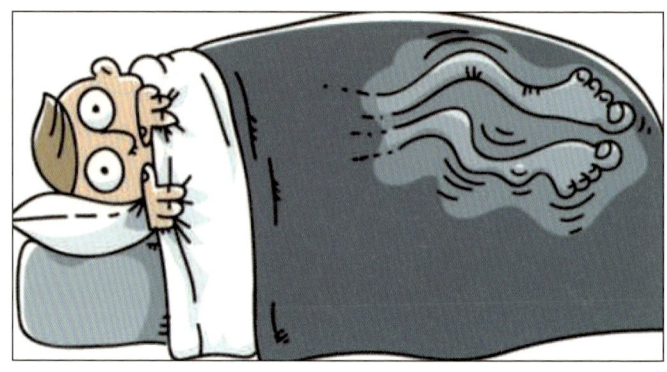

하지불안증후군 원인

하지불안 증후군의 정확한 원인은 밝혀진바 없지만 뇌의 신경전달 물질인 도파민의 불균형으로 인해 발생되는 것으로 추정됩니다.

도파민이 만들어질 때 철(Fe)이 필요하므로 철분 부족도 원인으로 여겨지며 가족력이나 호르몬의 변화, 임신, 당뇨병, 신장병, 관절염, 파킨슨병, 전립선염이나 방광염 같은 질병으로 인해 유발될 수도 있습니다.

하지불안증후군이 청장년기에 발생하는 경우는 주로 가족력으로 보는 경우가 많고 노년기에 발병 시에는 신경내과 질환, 기타 약물에 의해 2차적으로 오는 경우가 많은 것으로 보고 있습니다.

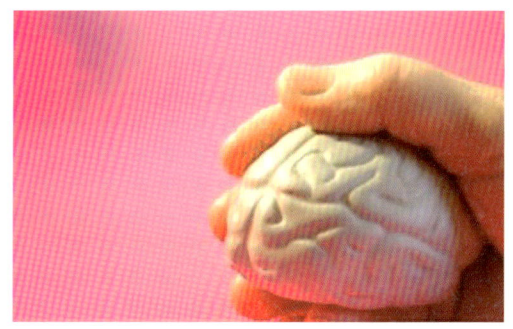

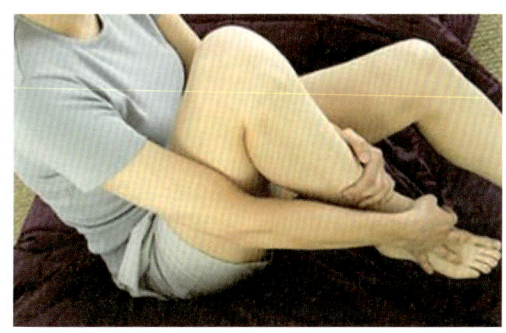

하지불안증후군 증상

1) 밤에 나타나는 다리의 불편감

다리의 불편감은 보통 낮에 다리를 많이 사용하였거나 심한 운동 등 낮에 움직인 정도에 따라 불편감이 나타나지만 하지불안증후군은 신기하게도 휴식을 취하고 있거나 밤에 잘려고 누워있을 때와 같이 다리를 사용하지 않고 있을 때 통증과 불편감이 찾아오는 것이 특징입니다.

밤에만 증상이 나타나는 이유를 정확히 알수 없지만 밤에 도파민의 농도가 내려가면서 이런 증상이 나타나는 게 아닌가 추정됩니다.

2) 불쾌한 다리 감각으로 다리를 움직여야 하는 충동

하지불안증후군의 다리의 이상한 불편감 때문에 다리를 움직이고 싶은 강한 충동을 느끼게 됩니다. 다리가 당기고 쑤시고 저리며 쥐어짜는 느낌의 통증, 전류가 흐르는 듯한 기분이 들어서 자꾸 다리를 움직여보려는 충동을 느끼게 됩니다.

다리를 움직이면 이런 증상이 일시적으로 사라지는 듯이 느껴지기 때문에 수면중 자꾸 다리를 움직이려 하고 그로인해 잠을 깊이 자지 못하는 결과를 초래합니다.

3) 다리에 벌레가 기어다니는 느낌의 불쾌감

하지불안증후군 환자의 80% 이상이 다리 깊은곳에서 벌레가 기어다니는 불쾌한 느낌에 대해 이야기합니다. 이런 느낌은 다리 안쪽 깊숙한 곳에서 느껴지며 피부가 가려워서 긁어도 시원해지는 느낌이 없습니다.

주로 양다리에 대칭적으로 나타나며 종아리, 정강이, 허벅지 순으로 나타나는 경우가 많습니다.

4) 주기성 사지운동장애

주기성 사지운동장애는 수면 중 팔, 다리를 꿈틀거리는 것처럼 보이는 수면 중 가장 많이 발생하는 운동장애로서 하지불안 증후군 환자의 80%에서 관찰되는 증상입니다.

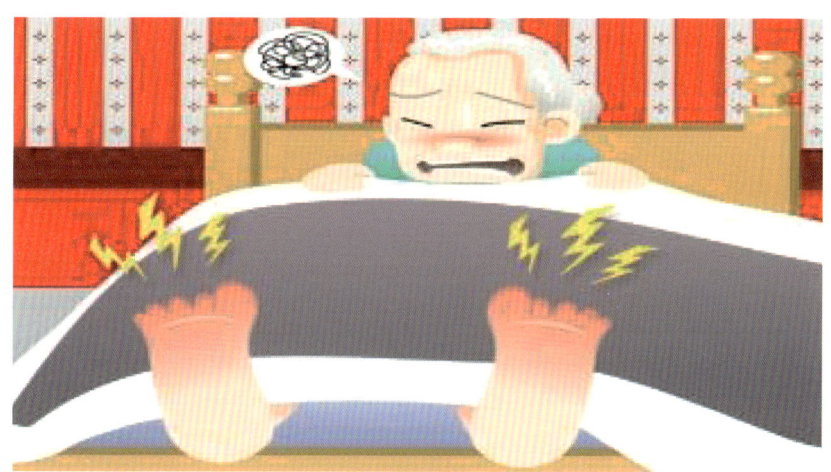

하지불안증후군 진단

미국 국립보건원에서 만든 체크리스트에서 아래의 4가지가 다 나타나면 하지불안증후군으로 진단합니다. 이 진단기준은 하지불안증후군치료를 위해 구성된 '하지불안증후군 연구모임 (International Restless Leg Syndrome Study Group, IRLSSG)'에서 제시된 방법으로 전 세계적으로 적용되고 있습니다.

1) 다리를 움직이고 싶은 강한 충동.
  이러한 충동은 종종 다리의 불쾌한 느낌과 함께 찾아오나 항상 그렇지는 않음. 심할 경우에는 팔을 움직이고 싶은 충동도 함께 느낌.
2) 움직이지 않을 때 증상이 더 심해짐.
　지속적으로 앉거나 누운 자세, 휴식을 취할 때 움직이고 싶은 충동이 증가.
3) 움직임으로써 완화.
　특히 걷기와 같은 움직임은 불쾌한 느낌을 완화시키는 데 도움을 줌.
4) 증상은 저녁이나 밤에 시작되거나 더 나빠짐.

하지불안증후군의 검사

　위의 증상 진단 테스트 뿐만 아니라 2차성 원인을 찾기 위해서는 철분 농도, 간, 신장기능검사, 소변검사, 내분비검사, 혈당검사 등의 혈액검사가 필요하며, 말초신경병이 의심될 경우 신경전도-근전도 검사도 필요합니다. 동반된 다른 수면질환의 진단을 위해 수면다원검사가 필요한 경우도 있습니다.

치료

- 하지불안증후군은 증상의 중증도에 따라 치료를 결정합니다.
- 증상이 심하지 않고 밤에 가끔 나타나는 경증의 경우 약물치료보다는 비약물 치료를 권합니다. 비약물치료로는 발, 다리의 마사지나 족욕, 가벼운 운동 등이 효과적입니다.
- 철 결핍이나 말초신경병증 같은 연관 질환이 있는 경우 연관 질환을 치료하면 하지불안 증후군은 크게 호전될 수 있습니다.
- 연관 질환이 없는 경우는 다음과 같은 생활습관을 가지시는 것이 도움이 됩니다.

1) 목욕과 마사지를 한다.
2) 냉온팩이 도움이 된다.
3) 스트레스가 증상을 악화시키므로 요가나 명상 같은 이환 요법이 도움이 된다. 특히 잠들기 전에 하면 좋다.
4) 적절한 운동은 증상 완화에 도움이 된다
5) 규칙적인 수면 습관을 가진다.
6) 카페인이 들어간 식음료를 삼가한다.
7) 담배와 술도 증상을 악화시킬 수 있으므로 자제한다.

약물치료는 꼭 전문가 진료를 통해 처방받아야 합니다. 대표적인 약물로는 도파민 시스템에 작용하는 파킨슨병 치료 약물과 벤조다이아제핀 계열의 수면장애 관련 약물들이 사용되며 하지불안증후군은 치료를 통해 상당한 증상 호전이 가능한데 인지 부족으로 인해 아직 많은 환자들이 불편함을 감수하고 지내고 있는 것이 문제인 질환입니다.

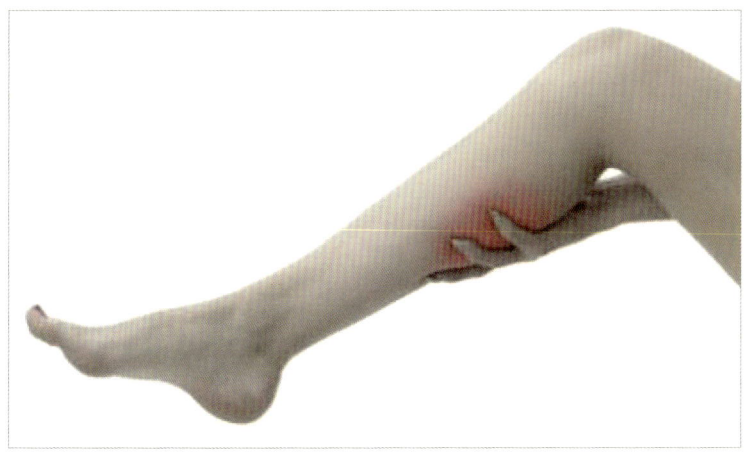

하지불안증후군 개선을 위한 주의사항

1) 적당한 운동을 한다.
   적당한 운동은 하지불안증후군의 증상을 개선해줍니다. 특히 잠자기 전에 해주는 가벼운 운동은 이러한 증상 해소에 많은 도움을 줍니다.
2) 카페인 섭취를 제한하여야 합니다.
   커피나 차와 같이 카페인이 함유된 음식을 피하시고 술, 담배도 멀리하는 것이 좋습니다.
3) 기본적인 수면을 유지하여야 합니다.
   자고 일어나는 시간을 일정하게 지키고 적절한 수면시간을 가지는 것이 좋습니다.
4) 냉-온수 대비요법
   다리의 혈액 흐름을 증가시키기 위해서 잠자기 한시간 전에 온수, 냉수를 번갈아 20초 정도로 교대로 5분정도 샤워를 하는 것이 하지불안증후군의 개선에 도움을 줄수 있습니다.
5) 피로와 스트레스를 줄여야 합니다.

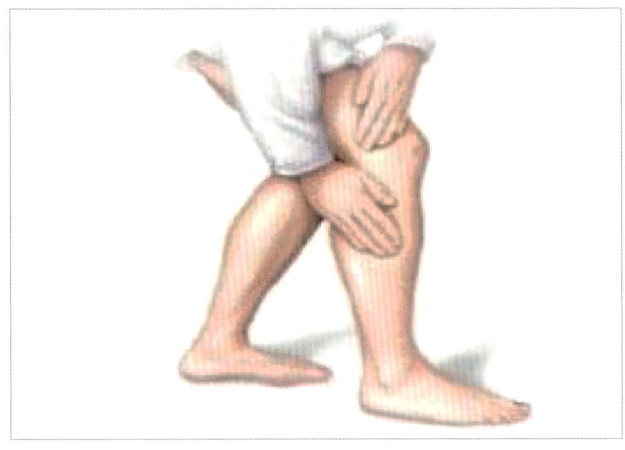

3. 하지부종

하지부종이란?

하지부종이란 하지(다리)가 붓는 증상을 말하며, 하체조직의 틈 사이에 물을 비롯한 비정상적인 체액이 지나치게 많이 모여 붓게 되는 것으로 주로 시간이 지나 오후로 갈수록 발목이 붓고 종아리에 팽창감을 느끼게 되는 것을 말합니다.

다음과 같은 증세가 나타난다면 하지부종을 의심해보아야 합니다.

- 종아리와 발목에 부기를 느끼고 팽창이 되며 당기는 느낌이 난다
- 평소와 다리 부기가 있을 때 다리둘레의 사이즈 차이가 난다
- 조금만 피곤해도 다리 근육이 뭉친다
- 다리 저림, 통증이 잘 발생한다
- 다리에 탄력이 없어져 누르면 눌린 부분이 바로 올라오지 않고 한참 동안 눌린 흔적이 남아있게 된다.

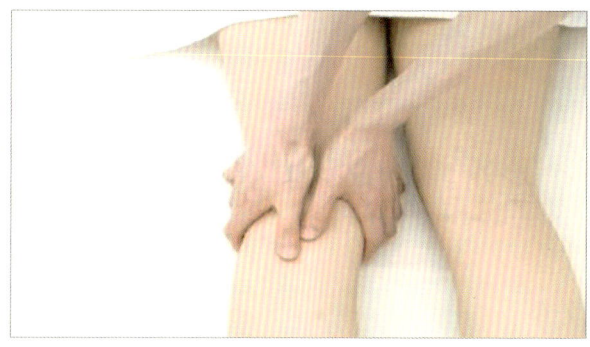

하지부종의 원인 및 치료

1) 전신 질환
울혈성 심부전증, 간부전증, 간경화, 신부전증, 신증후군, 사구체 신염, 갑상선 기능 저하증, 단백 소실 위장 증후군, 만성 알코올 증후군, 심한 영양소 결핍, 임신, 피임제 또는 스테로이드제 복용 등의 전신 질환으로 인한 부종

● 치료
원인 질환에 대한 내과, 외과적 치료가 필요하며, 원인 약물 복용 중단, 식생활 개선, 집중 관리 치료 등을 통해 지속적 관리가 필요합니다.

2) 혈관 질환
하지정맥류로 인한 부종
다리에서 심장으로 올라가는 정맥내 판막이 여러 원인에 의해 손상되어, 거꾸로 정맥혈이 역류하여 종아리나 허벅지에서 정맥 혈관이 구불구불하게 튀어나오는 진행성 혈관 질환입니다

● 치료
이학적 검사와 더불어 혈관 초음파 검사에서 정맥혈의 역류를 확인하여 수술적 근본 치료를 하여야 하며, 더불어 의료적 마사지 요법과 의료적 압박 치료 등 집중관리치료가 필요합니다.

만성 정맥 부전증으로 인한 부종
정맥 기능의 장애 즉, 판막 손상으로 정맥혈의 역류가 생겨 발생하는 정맥 질환으로 발생하는 위치에 따라 표재성 정맥 부전과 심부 정맥 부전, 발생 원인에 따라 원발성 판막 부전과 이차성 판막 부전으로 구분합니다.

혈관 초음파 검사에서 표재성 정맥이나 심부 정맥의 역류를 확인하여 치료합니다.
  ● 치료
예방이 가장 좋은 방법이나, 일단 발생하였다면 우선적으로 의료적 마사지 요법, 의료적 압박 치료 등 집중관리치료가 시행되어야 하고, 드물게 표재성 정맥 부전과 중증의 경우 선택적으로 수술적 요법을 시행할 수 있습니다.

심부정맥 혈전증으로 인한 부종
심부 정맥에 혈전이 발생하여 정맥혈의 흐름을 방해하고 인체에 심각한 영향을 미쳐 급성기에는 폐색전증으로 환자의 생명까지도 위협할 수 있는 중한 질환입니다. 하지에 발생하여 후유증으로 만성 정맥 부전증을 발생시키기도 합니다
 신체 검사, 정맥 조영술, 혈관 초음파 검사, 기타 영상 검사, 혈액 D-dimer 검사 등이 필요합니다
  ● 치료
장기간 부동의 자세가 요구되는 고령의 환자 또는 여행자, 임신, 경구 피임제 복용 등이 고위험 인자이므로 사전에 철저히 예방하는게 중요하고, 급성기에는 항응고제나 혈전용해제 등 약물 요법과 보존적 요법, 필터 삽입술, 수술적 혈전 제거술 등을 시행할 수 있습니다.

Klippel-Trenaunay syndrome으로 인한 부종
Klippel-Trenaunay syndrome 이란 이환된 팔, 다리, 몸통에 모세혈관 기형으로 인한 포도주 모양 반점, 연부조직과 뼈의 비대, 정맥류를 특징으로 하는 선천성 정맥 혈관 기형 질환입니다.

환자의 병력, 임상 소견만으로 진단이 가능하지만, 여러 침습적 및 비침습적 검사를 시행하여 혈관계통을 총괄적으로 파악합니다.

● 치료

주로 의료적 마사지 요법, 의료적 압박 치료 등 보존적 요법으로 치료하고, 통증이나 출혈, 감염, 궤양 등의 증상이 있다면 드물게 수술적 요법이 적용됩니다.

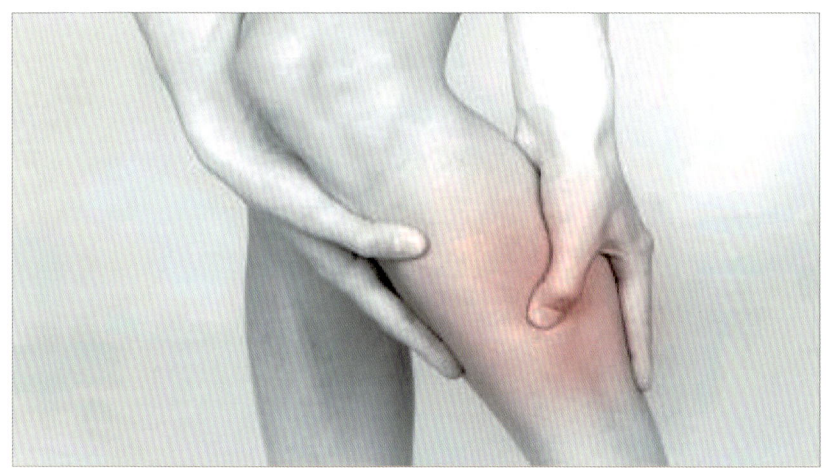

다리부종을 예방하기 위한 생활요법

- 흡연 및 과도한 음주를 삼간다.
- 정상 체중을 유지하도록 하며, 염분이 적고 섬유질이 많은 균형 잡힌 식사를 한다.
- 무리한 운동은 피하되, 꾸준한 운동과 함께 평소 간단한 스트레칭을 생활화한다.
- 부종이 있거나 위험성이 있는 발과 다리는 항상 깨끗하게 유지하고, 보습제를 바른다.
- 다리에 반복적인 스트레스를 주는 동작들(장시간 서 있기, 다리 꼬고 앉기 등)을 피한다.
- 30분마다 발목 돌리기 및 발뒤꿈치는 바닥에 대고 발가락 올리기 등 간단한 스트레칭을 한다.
- 몸을 꽉 조이는 속옷이나 밴드가 있는 양말이나 스타킹 등을 피한다.

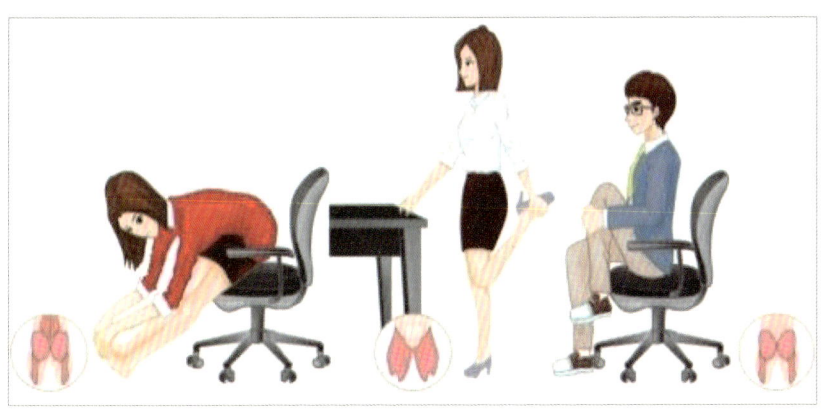

■■
■ 참고문헌

-일본 하지정맥류경화연구회(저자), 장정환·김성환(역자), 『하지정맥류 최신진단과 치료』, 가본의학서적
-김광택,정봉규(역자), 『하지정맥류경화요법의 실제』, 가본의학서적
-강세훈(역자), 『정맥초음파동영상플러스』, 가본의학서적
-Journal of The Korean Society of Phlibology, Vol. 5,No. 1 April 2006
-Journal of The Korean Society of Phlibology, Vol. 7,No. 1 April 2008
-Journal of The Korean Society of Phlibology, Vol. 8,No. 1 April 2009
-Journal of The Korean Society of Phlibology, Vol. 9,No. 1 April 2010

OK의원의 하지정맥류클리닉

1. 연간 1천 례(부산최다)
2. 축적된 경험과 노하우
3. 최신 검사장비와 수술장비
4. 수면마취 – 전문의와 수술실
5. 당일입원, 당일퇴원
6. 통증이 거의 없고 회복이 빠름
7. 흉터가 거의 없음
8. 근본수술로 재발이 거의 없음

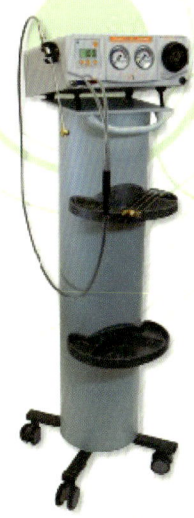
Cryosurgery

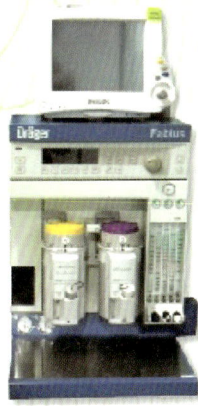
최신 마취기

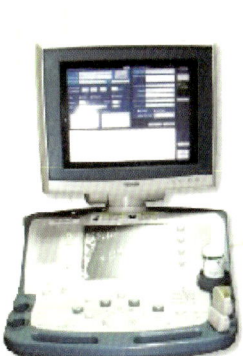
혈관초음파

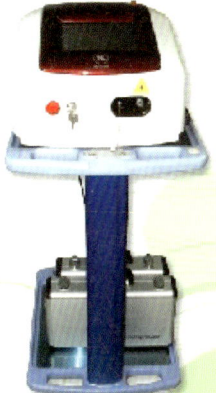
Diode 레이져

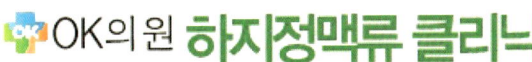
OK의원 하지정맥류 클리닉

오케이 하지정맥류(증보개정판)

1판 1쇄 2013년 3월 5일
2판 1쇄 2016년 3월 15일
3판 1쇄 2018년 5월 15일
4판 1쇄 2024년 4월 15일

지은이 채명석
펴낸이 서정원
펴낸곳 도서출판 전망
주 소 부산광역시 중구 해관로 55(중앙동3가, 201호) 우편번호 48931
전 화 051-466-2006
팩 스 051-441-4445
출판등록 제1992-000005호
ⓒ 채명석 KOREA
값 13,000원

ISBN 978-89-7973-346-4
w441@chollian.net

* 저자와 협의에 의해 인지를 생략합니다.